丹約翰的撞牆期訓練心法

10個關鍵問題與5大原則，
傳奇肌力體能教練教你重新審視
訓練方法、課表、飲食與心態，
幫助你突破停滯、最大化訓練成效

INTERVENTION

Course Corrections
for the Athlete and Trainer

Dan John

丹・約翰——著

鄭勝得——譯

Intervention: Course Corrections for the Athlete and Trainer by Dan John
Copyright © 2020 by Dan John
Complex Chinese translation copyright © 2022 by Faces Publications, a division of Cite
Publishing Ltd.
ALL RIGHTS RESERVED

生活風格 FJ1072

丹約翰的撞牆期訓練心法：

10個關鍵問題與5大原則，傳奇肌力體能教練教你重新審視訓練方法、課表、飲食與心態，幫助你突破停滯、最大化訓練成效
Intervention: Course Corrections for the Athlete and Trainer

作　　　者	丹·約翰（Dan John）	
譯　　　者	鄭勝得	
副 總 編 輯	謝至平	
責 任 編 輯	鄭家暐	
行 銷 企 畫	陳彩玉、楊凱雯	

編 輯 總 監　劉麗真
總 　 經 　 理　陳逸瑛
發 　 行 　 人　涂玉雲
出 　 　 　 版　臉譜出版
　　　　　　　城邦文化事業股份有限公司
　　　　　　　臺北市中山區民生東路二段141號5樓
　　　　　　　電話：886-2-25007696 傳真：886-2-25001952
發 　 　 　 行　英屬蓋曼群島商家庭傳媒股份有限公司城邦分公司
　　　　　　　臺北市中山區民生東路二段141號11樓
　　　　　　　客服專線：02-25007718；25007719
　　　　　　　24小時傳真專線：02-25001990；25001991
　　　　　　　服務時間：週一至週五上午09:30-12:00；下午13:30-17:00
　　　　　　　劃撥帳號：19863813　戶名：書虫股份有限公司
　　　　　　　讀者服務信箱：service@readingclub.com.tw
　　　　　　　城邦網址：http://www.cite.com.tw
香港發行所　城邦（香港）出版集團有限公司
　　　　　　　香港灣仔駱克道193號東超商業中心1樓
　　　　　　　電話：852-25086231或25086217　傳真：852-25789337
　　　　　　　電子信箱：hkcite@biznetvigator.com
新馬發行所　城邦（新、馬）出版集團
　　　　　　　Cite（M）Sdn. Bhd.（458372U）
　　　　　　　41, Jalan Radin Anum, Bandar Baru Sri Petaling,
　　　　　　　57000 Kuala Lumpur, MalaysFia.
　　　　　　　電話：603-90578822　傳真：603-90576622
　　　　　　　電子信箱：cite@cite.com.my

一 版 一 刷　2022年3月

城邦讀書花園
www.cite.com.tw

ISBN 978-626-315-081-2（紙本書）
ISBN 978-626-315-076-8（EPUB）

定價：420元（紙本書）
定價：294元（EPUB）

國家圖書館出版品預行編目資料

丹約翰的撞牆期訓練心法：10個關鍵問題與5大
原則，傳奇肌力體能教練教你重新審視訓練方
法、課表、飲食與心態，幫助你突破停滯、最
大化訓練成效／丹·約翰（Dan John）著；鄭勝
得譯. 一版. 臺北市：臉譜，城邦文化出版；家
庭傳媒城邦分公司發行, 2022.03
　　面；　公分. --（生活風格；FJ1072）
譯自：Intervention : course corrections for the
　　　athlete and trainer
ISBN 978-626-315-081-2（平裝）

1. CST：健身運動　2. CST：運動訓練

411.711　　　　　　　　　　　　　110022169

獻給希思‧羅賓遜（Heath Robinson），
他是一位好父親、好丈夫與好朋友。
身為海豹部隊一員的他，
二〇一一年死於阿富汗軍事行動。

致謝辭

幾年前，在美國波士頓麥克・波羅伊（Mike Boyle）的冬季研討會上，一名戴眼鏡的黑髮男士找上我，他對我說：「你住舊金山啊，真巧，我也是。」這句話開啟我與史蒂夫・萊貝特（Steve Ledbetter）的緣分，大家都稱他為「史蒂夫教練」。史蒂夫對本書的貢獻難以磨滅；他是我的摯友、知己，陪伴我走過這段旅程。

在健身介入法概念成形之初，史蒂夫便毫無保留地提供建議。他不斷提出問題、深究所有論點。史蒂夫採納本書列出的準則與原理並給予回饋，讓它們變得更加清楚、去蕪存菁。

史蒂夫是最早採用健身介入法的人，同時帶領許多客戶經歷這個過程。他的經驗與挫敗散見於本書後頭的四則故事裡。他也向我們展示人體基礎動作不僅能應用於舉重，更能擴大至鐵餅丟擲領域，而這是我當初未曾設想到的。史蒂夫

對於健身領域的貢獻與日俱增，希望擔任「伯樂」的我也能分點功勞。

從某方面來說，我很榮幸能與史蒂夫等這群優秀年輕人合作，其中也包括另一位我要感謝的人——提姆・安德森（Tim Anderson）。提姆提出「重新設定身體」的論點改變許多人人生，而我或許是這套方法的最佳範例。我期許自己繼承教練拉爾夫・莫恩（Ralph Maughan）與迪克・諾特梅爾（Dick Notmeyer）的優良傳統，透過幫助這些年輕人來影響明日的健身產業，光這樣想就讓我很開心。在新一代教練的努力之下，健身產業的未來似乎愈來愈穩固。

一如既往，我感謝蒂芬妮（Tiffini）、凱莉（Kelly）、琳賽（Lindsay）與安德魯（Andrew）一路以來的支持與包容。他們總是得忍受家中出現不速之客，包括借宿訪客、飢餓食客與散發體味的學生。

最後，我勢必得感謝拉雷・德雷珀（Laree Draper）對於本書帶來極大影響。負責出版的目標出版社（On Target Publications）讓我生命變得更好。我深信，因為它的存在，世界變得更美好。

第一部

第二部

前言

　　大家寄給我的一堆書籍、DVD與文章，被我刻意安置在辦公室角落，因為我怎麼樣都評析不完。多年前，我不再堅持對這些作品給予立即回饋，因為這些作品反映健身領域的一切，亦即：真知灼見非常稀有，絕大部分是毫無價值的垃圾，後者根本不該出版，也不該出現在健身專業人士的書架上。

　　我是從這堆作品裡第一次接觸到丹・約翰（Dan John）的。當時我正準備出門搭乘長途飛機，隨手挑了一個德雷珀寄來的包裹丟進後背包，便把這件事拋諸腦後。這個包裹尚未拆封，裡頭裝著丹當時的新書《傳奇教練丹約翰的肌力體能訓練金律》（*Never Let Go*）。後來我在飛機上怎樣都睡不著，想找一些東西來讀，於是決定給這位新作家一個機會。

　　幾個小時後，我讀完這本書。在我座位周遭的旅客應該鬆了一口氣，因為這五個小時的旅程充斥著我大笑與狂做筆

記的聲音。這本書從開頭就十分吸引人，我甚至著迷到回程又讀了一次。

　　雖然丹在教練界總像一位豪放不羈的搖滾明星，直到最近才打入主流健身領域，但現在已是討論度最高、備受尊敬的現代化訓練大師。追隨他的人日益增加，他如今擁有廣大粉絲，其中不乏學識豐富的教練與主流健身界從業人員。

　　丹愈來愈受到歡迎，主因在於他崛起的時機堪稱完美。教練界對於講究速成、一招打天下的大師感到厭煩，這群人橫行江湖多年，他們大聲宣揚的新真理最終以失敗收場，搞得健身專業人士個個心力交瘁、更加憤世嫉俗。這種「唯我獨尊」的領導風格逐漸式微，但在快速成長的教練界裡依然需要絕佳領導與清晰的思維。

　　丹透過先前撰寫的文章、舉辦工作坊與這本最新著作《丹約翰的撞牆期訓練心法》提供了這種領導能力。這本書令他成為我們領域的教學與思想大師，與其他改變我們心智的專家齊名，像是格雷・庫克（Gray Cook）、艾爾文・科斯葛羅夫（Alwyn Cosgrove）、馬克・沃斯特根（Mark Verstegen）、格雷格・蘿絲（Greg Rose）、瑞秋・科斯格羅夫（Rachel Cosgrove）、陶德・鄧金（Todd Durkin）與麥克・波羅伊。這群人幫助我們淘汰無止盡的胡說八道，並找

出安全、有效的必要手段，這些方法不僅能用在運動員訓練上，想要變得健康與強壯的一般民眾也能適用。

今日健身界正陷入極大動盪。主流健身業者節節敗退，以訓練為中心的新一代產業正在崛起。前者失敗可歸咎於一個簡單原因：現在多數公認的健身原則皆由健身器材公司與假專家發揚光大，他們銷售的產品與解決方案無法為客戶與運動員帶來持續性成果。這個原因（加上消費者程度提高）迫使所有教練或健身從業人員必須重新評估什麼東西有效、什麼無效，並調整我們的目標。

丹的作品幫助我們回歸訓練基礎，促使我們仿效過去數百年奏效的原則。他也和我們分享最新想法，這是他數十年擔任教練、老師與世界級運動員學來的知識。

他的書令我們重新思考訓練的本質、那些我們自以為知道的一切，並以大量「沒有會死」的內容取代「不需要」的垃圾。

儘管我非常喜歡他的書，但他的作品並非他在我們行業占有重要地位的原因。我認為他是所有教練的絕佳榜樣，原因不在於他寫了什麼（內容有趣、充滿洞見），而是他是誰，以及他對於這個領域所有從業人員帶來的啟示。

大部分的教練職涯通常會經歷以下過程。他們一開始實

務知識不多，但對於如何訓練別人卻有著大量理論與想法。多數新進教練苦於尋找完美訓練法則、幾乎過度訓練了所有人，在飲食上瘋狂追求「吃得乾淨」，以至於讓自己在餐廳點菜時像個愛現的白癡。

　　這也是為何你不該與教練一起吃晚餐的原因。教練點菜需要一個小時，因為他熱衷於討論油品種類、肉類來源、蔬菜新鮮度，但最後卻亮出自己準備的點心與有機芥末醬，彷彿在羞辱整桌菜餚似的。夠了，我們已經知道了，你過著乾淨無比的生活。但現在可以點大塊牛排、喝杯上好啤酒，明天健身努力一點就好。你會活得好好的，吃完這頓晚餐依然保持90%乾淨程度。

　　幸好，這個白痴階段僅持續一年左右。教練接著進入求知若渴階段，他會跟著大師環遊世界，耗費數小時與其他教練友人討論科斯格羅夫的最新貼文或是鄧金的影片。他吸收每一句話、複製所有細節、讀完每本書。他絕不錯過任何一場進修研討會或培訓課程，因為他在那裡可以追著偶像跑、把握難得機會討教，並和健身理論大師打交道。

　　在此之後，僅少數人會持續終身學習；大部分人陷入停滯並被自己的成功綁架。你的事業發展成功、客戶與家庭占據所有生活，不再學習新事物。時間一久，你懂的東西不增

不減。新想法進入精密大腦的機率渺茫,如同追求乾淨飲食的新手不可能吃下海綿蛋糕(Twinkie)一樣。

讓我們回來討論丹。

我們所有人都應該仿效丹,他持續尋找有用的方法,不只在訓練領域,人生亦然。他在職涯與人生總無止境地追尋,尋找事物成功的關鍵,不僅要當傳統定義的好人,更要設法帶出別人好的一面,光這件事便足以成為一生志業。

他體現人性良善,因為他公平待人、謙沖自牧,樂於幫助任何有需要或向他求助的人。他透過一生職涯教導學生如何思考宗教與更崇高的力量,從而尋求更高能力。他也不避諱地表示,自己曾嘗試並相信某些事物,後來決定承認錯誤並接受事實。

他認為,隨著時間歷練,我們必須發展出自己對於訓練與人生的哲學。這或許是他最棒的特質,也是年輕教練最該向他學習的地方。跟隨大師有助於我們開展這段路程,若帶領我們的是先前提到諸位大師那就更棒了。他們願意代替我們思考,謙虛且耐心地分享最棒與最實用資訊,同時樂衷於幫助別人成功。

我曾看過丹上課的模樣,我驚訝於他極有耐心,他並不覺得自己總是對的。這與年輕教練的特徵極為不同,後者總

堅持自己方式才是唯一正解。丹耗費一生時間終於獲得遲來的認可，但他輕鬆看待這一切關注與成功，好像他是舞臺旁等著上臺的演員似的。

當有人問起健身業的未來時，我通常會回應，大型健身房會員制的時代岌岌可危，過去幾十年來我們提供給大眾的健身形象正在崩壞。但希望猶存，這個產業仍有未來，大家仍相信我們能影響許多人的人生，畢竟改變來自於教練自己。此改變由這一代最優秀與最聰明的人帶領。

而誰在培養這些新世代領導人呢？那就是我們的新英雄——丹·約翰以及其他大師，他們願意分享所知並形塑他人思想。丹絕對是個有料的人，但更重要的是，他符合我父親口中「很棒的人」定義，因為他樂於領導、勇於認錯，更重要的是，他明辨是非。

我希望你會喜歡這本書，並花大量時間研究丹的心血結晶，了解他何以成為新一代領導人。

湯瑪斯·普倫默爾（Thomas Plummer）

《健身產業如何賺錢》（*Making Money in the Fitness Business*）作者

更多內容請上：ThomasPlummer.com

第一部

第一章

從起點到終點

　　原來在健身界裡，我才是問題所在。是的，沒錯：我擁有絕佳點子、卓越計畫以及一些適用於所有人的祕技。在深蹲方面，我自認自己的步驟足以改變整個舉重界。

　　好吧，至少我認為它們很有效。但我發現這其中存在落差：明明我說的是東，別人聽到的卻是西。同樣地，當我講南時，別人卻聽成北。

　　這令我想起數學課，也就是我最爛的科目。

　　「兩點之間最短的距離是直線。」

　　數學家歐幾里得（Euclid）或某人如此說過，這是我幾何學課堂僅存的記憶。

　　若你在幾年前要求我總結、統整我今日稱之為「健身介入法」的系統，我可能會茫然不知所措。說真的，這套系統

多年前早已底定，但在我說出來與別人聽到的內容間卻存在不小差距，中間或許隔著鴻溝或大海。

坦白說，我一直到最近才搞清楚。此時健身介入法DVD與書籍《增肌很容易》（*Mass Made Simple*）已問世一年，我向無數人展示過這套系統，其中包括菁英運動員、頂尖教練以及許多「深信」這套方法是肌力、體能與健身界明日趨勢的先知。

這套系統的重點在於幫助大家達成目標。如同俗話所說：「若你不知道要去哪，每條路都能帶你到達目的地！」

這就是我說的落差。我預期大家都知道目的地，畢竟在我大部分的職涯裡，我輔導的學生都明確知道自己目標，像是挺進奧運、打入超級盃或是體脂降至10%等。

這些人**完全**清楚自己的目標。這讓我過於自負、誤以為這是常態。但與我打交道的人僅占全部人口的0.001％。我很快地發現，其餘99.999％的人對於前進方向一無所知，而我的忠告只會讓他們迷路。

對於清楚自己目標的人來說，我依然堅持成功的最短距離是一直線。我相信你可以了解這一點，從起點（你現在所處位置）到終點（想抵達的目的地）最短的距離是直線。我指導的菁英運動員總是很清楚目標，也就是**終點**！

問題在於：他們了解目標，但起點（他們現在所處位置）之於他們卻像難解謎題。

容我介紹一下我是如何指導這些擁有明確目標的人。我總試圖指出他們現在所處的位置。

想起來有點可笑，多數人會說：「嗯，這不是很明顯嗎？我就在這裡！」

我會笑著回應。你確定嗎？然後補上一個古老的愛爾蘭笑話，「我要去都柏林，你能幫我指路嗎？」

「若我是你的話，我不會從這裡開始！」

有次與一位美國菁英運動員同席共坐，在我介紹這套系統後，他往後一靠，微笑說道「我到底在想什麼啊？我現在情況緊急（他必須將炸彈碎片從背部與腿部取出，此事肯定比在毫無明確規則的健身比賽獲勝更重要），我幹嘛**毫無來由**為自己增添壓力！」

他對我大吼大叫，彷彿一切是我的錯！我讓許多人理解到，他們想達到短期目標需要許多新技能，但是他們沒有足夠時間去學習**這些玩意**。

第一個問題在於：大家希望得到我的忠告（代價不菲的建議），但他們不知道自己想從這場談話中獲得什麼。這導致我幫不了他們，現在仍是如此。

很抱歉，但要是你什麼建議都聽的話，那我的建言根本不重要。你每天都能發現新的飲食與減重方法。正如我經常說的，新的飲食法吃不飽，那我就兩套飲食法一起來。若你不清楚目標的話，一次遵循兩套飲食法，成效可能與我鼓勵你嘗試的任何方法差不多。

健身介入系統不適合這類人，至少目前不行，但「總有一天可以的。」（這是《星際大戰》尤達大師的名言。）一旦你清楚目的地（目標與終點），我就可以帶領你運用這套系統。

親愛的讀者，此方法的重點在於發現「你在哪裡」。這也是上帝在《創世記》（Genesis）詢問亞當的第一個問題，我必須小心不要侵犯版權。但這確實是成功的關鍵。

是的，擁有目標很重要，如此你才能知道直線要畫到哪裡，但在畫線之前，我們必須先決定下筆位置。

在訓練菁英運動員與學員時，我們花費大量時間找出他們現在的所在位置——他們是否擁有達成目標所需的工具？他們是否具備必要技能，像是深蹲做得扎實嗎？他們是否規畫矯正性動作，並知道何處需要矯正？一旦決定起點，我們便能畫出直線。這可能比當初設定目標花費更多時間，但在這之後，我們便可以開始踏實地踏上成功的道路。

當我國三首次接觸鐵餅投擲時，我得知有位美國菁英選手能夠上斜臥推 385 磅，相比之下，我當時能力僅到 85 磅。我知道起點與終點，也清楚前方道路，而這意味我必須投入更多時間在重訓室訓練。

這我可以接受。老實說，菁英以外的人在這方面經常遭遇困難。

我曾指導過一些很棒的女性，她們遇到的問題與菁英選手相反，承認現實令她們潸然淚下。

「我實在太胖了。」

「我控制不了體重……，這（晃晃蝴蝶袖）是什麼鬼？」

「我老公不想碰我。」

我實在不忍心聽下去。她們清楚自己的所在位置（起點），坦白的程度與菁英鐵餅選手告訴我他們想參加奧運時不相上下。

這就是我說的落差。多數人知道自己的起點（我太胖了；我必須多多運動、注意飲食），對於終點卻很茫然。這群傑出女性在健身雜誌上看到修圖後的照片就以為這是她們的終點。你可能看過年輕歌手修圖前後的對比照片，像是腿變長、腰變細、胸變大……，這些都是攝影工作室的傑作。

多數人難以釐清自己的終點。我們身處這個奇怪的時

代，擁有穠纖合度身材的女性霸占健身照片版面，她們擁有
先天基因優勢，後天又懂得軟體補強，但這絕對不是多數人
的終點，而是天方夜譚！

令人遺憾的是，健身與時尚業利用Photoshop軟體、催
吐技術與整型手術來營造健康與體適能的假象。我們必須放
慢腳步、更貼近現實。我們得幫助大家找到終點。

因此，我簡單將學生分成三種。

無論出於何種原因，有些人（通常是運動員）明確知道
自己的目標。

部分人明瞭自己目前的體能狀態，但需要他人協助以找
出符合現實的目標。

當然，還有一些人不論是起點或終點都距離現實太遠，
我們必須兩方面都提供幫助。

我的職業生涯因為忽略這一點而陷入混亂。這就是為何
我們必須及早且頻繁地做評估的原因，例如功能性動作檢測
（Functional Movement Screen）、拍攝改造前照片（日後才
能比較）與基礎肌力測試等。這也是我們需要記錄飲食日誌
與積極排定行程的原因，好讓我們的客戶知道妨礙進步或訓
練的事物難以避免，而當我們加速實現目標時，其他事物就
會變得輕鬆起來。

我們利用這些工具來回答「你現在在哪裡？」的問題。

在帕維爾・塔索林（Pavel Tsatsouline）介紹給我「簡單肌力法」（Easy Strength）後，這個訓練計畫為我省下大量的時間與精力，訓練強度也降低，讓我得以強化投擲選手所需的其他能力。我在重訓室的表現不錯，但需要更多矯正（我有肌肉不對稱問題）並解決一些投擲的技術性問題。

當我指導多數學員時，光是修正深蹲姿勢與增加負重行走便能讓他們的身體出現極大變化，訓練時間也能拉長。對於像我這樣的人來說，簡單肌力法（或稱「輕鬆肌力」）能讓我們變得更加強壯，從而更輕鬆地抵達終點。

但我們需要評估才能定出起點！有些人必須花點時間在重訓室重新學習以解決問題，如此我們才能開始討論技術、策略與其他工具等議題。

對於不清楚自己目標、只知道盲從名人推薦飲食的朋友，我們必須為他們指引一條通往成功的合理道路。這可能包括如何備餐、採購技巧或動作糾正等，也包括協助他們規畫下一步實際行動，甚至更重要的是，確立符合現實的目標，讓他們能夠實現一些小目標，直到擁有足夠自信心，擺脫天方夜譚的幻想！

讓我們開始吧。

當人們清楚自己的目標時，就評估他們現在所處位置並以此做規畫。

當人們知道自身起點，卻乞求奇蹟發生或對於下一步感到茫然，那就為他們展示下個步驟並指點方向。

最後，針對你旗下所有學員，持續專注於過程並掌握成功關鍵。

我試圖讓自己不再是問題所在。讓我們進入健身介入法的世界吧！

第二章

重塑我的大腦
——認識健身介入法

　　這整個計畫起始於某人問道「你是如何辦到的？」

　　當我與運動員通電話時，有位實習生總在旁聆聽，每個禮拜皆是如此。

　　「辦到什麼？」

　　「你在每通電話裡總給予可靠建議，我認出有些是我們奉行的基本原則，但是……」

　　「怎麼樣？」

　　「你會脫口說出一些個別建議，這些建言我從沒聽你說過，而且每通電話似乎都是如此。」

　　噢，這真是個好問題。

　　要回答這個問題，得花費我四年美好時光。

　　我的簡答是「視情況而定」；此答案可以回應肌力與體

能界的所有問題。

其實這也是個好答案。我打從心底相信若有人針對訓練開出「一體適用」的處方，我可以向你保證，那一定是錯的。我們當中許多人可能愛上新玩具，跟隨新風潮或是崇尚從別人那邊偷來的新想法，但我們遲早會（再度）發現這些不過是空洞的承諾（我曾把它們比做是甜甜圈空洞〔doughnut holes〕，後來有業者推出同名商品，我真該收取佣金的）。

容我介紹這套系統，看看我能提供什麼幫助。你擁有一個健身目標，並詢問是否有肌力訓練法或輔助計畫能協助你達成它。我認為，我這套技能組合能幫上忙。當你讀完本書後，你也將擁有幫助自己與他人的技能。

健身介入法就像是工具箱，裡頭包含十個問題與五大原則。就這麼簡單。

除了這些問題與原則，我將介紹一些我使用的評估方法、我深信不疑的人體基礎動作，以及我如何將這一切結合成一個終身的訓練計畫。但這些問題的答案幾乎無關緊要，儘管我非常喜歡這些答案！這可是我經過三十五年舉重、比賽與指導後的心血結晶。但只要你開始問這十個問題並遵循五大原則，便可找出自己的起點，並以最短距離抵達終點。

若你跳過幾個問題並忽略一、兩個原則,你還是可以抵達終點,只不過同行的人可能會問:什麼事情拖累了你的進度。

我嚴肅看待這些問題,因為在我大部分職涯裡,與我打交道的都是極其認真的運動員。詢問「你想要什麼?」是個簡單的起點,擁有明確目標的前0.001%菁英運動員通常會鄭重地告訴我「我想參加奧運」、「我想打破世界紀錄」、「我想在國家美式足球聯盟(NFL)再打三年」。

但還有99.999%的人在這方面遭遇問題。當你開始健身介入法時,你勢必會覺得自己能回答所有問題,但我希望你擁有足夠勇氣據實以告。

讓我先抱怨一下。我最討厭有些人無病呻吟、妄發牢騷、為達目的不擇手段。他們最後得償所願,但結果根本不是他們想要的。

這樣的例子在愛情與婚姻裡俯拾即是(如歌詞所說,兩者關係如同馬與馬車),當然健身產業也不例外。某人想要增肌或減脂,因此我們聚集該領域最聰明的人才共同解決此問題,卻發現這個人隔天因宿醉而受傷。

在本書後頭,我將問出第一個問題,「你的目標是什麼?」

無論你回答什麼,我都會相信!

這是我的毛病。很多時候，我花費大量時間、精力於指導與寫作，協助一些人從事某些活動，但他們只是一時興起。我喜歡女人，討厭反覆無常。

當你娓娓道出你的答案時，我也會仔細聆聽話中線索，藉此判斷你的目標我是否幫得上忙。我透過詢問健身介入法裡的許多問題，來確認你找的是對的人。第二個問題是，這個目標是關於健康或體適能（fitness）？若是關於健康，我將委婉拒絕，因為正如醫師菲爾・馬佛東（Phil Maffetone）所解釋的，健康是所有器官都能完美地分工合作。若你騎車不戴安全帽、一路狂飆下山，我能做的很有限。我是肌力教練，不是你媽。

但是，若這個目標是關於體適能的話，那我會馬上振作起來。若你真的知道自己想要什麼並擁有體適能目標，那肌力教練大概什麼事都能幫得上忙。但當我們執行健身介入法時，我也會留意自己能幫到什麼程度。我既不是你的醫生，也不是物理治療師。我們工具箱裡的許多問題專門用於解決大家最常見的疑問：教練，你能幫我嗎？

當然可以，但你也應該同意我說的：一切視情況而定。

我為此思考多年。現在，我認為在幫助你達成健身目標這件事上，肌力教練扮演非常重要的角色。在某些情況下，

教練的角色極為關鍵。但當我帶領你執行健身介入法時，我能幫上多少忙，完全取決於你回答這十個問題的坦承程度，以及你能否確實遵循這五大原則。

　　我即將與你分享的這五個原則，是我教練職涯最重要的精華。每當我偏離這些原則時，我都付出慘痛代價。讓我的停滯不前、失去動力、走投無路與受傷開刀成為你的借鑑。由於我過去盲目前進，如今你能以更少的代價、更輕鬆的方式達成目標。我知道，多數人可能想將公園板凳改成巴士板凳訓練，但這會超出你的能力負荷（容我之後解釋），你對於這條道路的信心會逐漸消退。但若是你持續自問這十個問題並遵循五大原則，你勢必能重回正軌。

　　我之所以將這套系統稱為健身介入法，是因為我多年來用它來教導人們如何在前往終點的迷路之際找出起點。事實上，它也幫助許多人釐清終點。我利用這套方法賺錢，但大家不一定要用到它。噢，我知道。若大家從不迷路並以驚人速度達成健身目標，我最後可能會破產！但經驗告訴我，沒人那麼厲害。每個人都會迷失。我將健身介入法傳授給你，因為你與你的客戶一定會迷路，而打電話向我討教並不便宜。

　　雖然我希望你利用此法完成你的目標，但我也知道實際

上有更好的方法。

在健身介入法之前：有更好的方法可以達到目標

有一個更好方法可以達成你的目標，比我在電話上告知一位二十六歲美式足球防守邊鋒該如何做更好。一般來說，所有人在年紀很小時都應該學過基礎動作模式。我小時候非常幸運，國三體育課老師教會我舉重與訓練的基礎知識。我中學時期在運動方面有一番成就，全都拜這所賜。

若現在仍有這樣的體育課，我們會教哪些東西？在我的小小世界裡，我們會教導以下這些初級動作：

- 壺鈴：擺盪、高腳杯深蹲與土耳其起立
- 槓鈴：軍事推舉、前蹲舉、爆發式上膊、臥推
- 跨欄、農夫走路、側手翻、前滾翻、翻滾、肩膀轉動
- 整體動作與活動度訓練
- 之後……硬舉、背蹲舉、雪橇訓練與推車

這稱為系統性教育。系統性學習需要勇氣，因為每次學習新技能都得從基礎開始。很明顯地，這並不適合所有人，網路上不乏越級打怪者，這些人總愛嘲笑按部就班的人。學習基礎知識、循序漸進並達到精通程度有其必要。若不這樣

做，日後可能衍生問題，而受傷還只算是小事。若你不信我的話，請看看網路那些愚蠢的影片。

可惜的是，找我的人通常欠缺系統性教育。健身介入法從詢問幾個問題開始，接著我會給出一或兩個建議，等待數週後電話響起。我會接起電話並聽到電話裡的人說道：「這太簡單了，我早該想到才對！」

我會向他致謝，感謝他的真知灼見，然後繼續過我的生活。

對我來說，這套系統很簡單。它提供的工具讓我擺脫健身業的混亂與無用，協助運動員與一般大眾將心力重新擺回目標上。這些工具讓不必要的東西變得多餘，包括機臺、拉力帶、護腕、扣環、鐵鍊、健身球與各式巫毒帶（voodoo）等讓訓練變得比前往火星還要複雜的玩意兒。老實說，其中大多數是垃圾，我們真正想做的是專注於能讓我們大幅進步的工具。

當我們抵達目的地時，你會聳聳肩膀，述說這一切是多麼簡單與直覺。我知道你會這麼做的。但簡單與直覺不就是天才的同義詞嗎。

第三章

十個關鍵問題

1. 你的目標是什麼？（亦即：**你想達到的終點在哪裡？**）

2. 這個目標是關於健康還是體適能？

3. 這個目標能擴展或豐富你的人生嗎？

4. 你的目標位於哪個象限？

5. 你的年紀多大？

6. 你在重訓室都做些什麼？

7. 你的不足之處為何？你是否願意回歸基礎？

8. 讓我們確認一些事情 —— 評估、評估、再評估。

9. 你願意改正自己的問題嗎？

10. 你是否介意始終如一？

以上這十個問題，我將它們稱之為工具。回答這些問題

能讓我幫助你釐清達成目標的方法。它們有些像是衛星導航（GPS），有些更像是GPS的電池。前五個問題易於回答，但說出誠實、有用的答案仍需要勇氣。回答後五個問題需要花費一些心思與精力，但不需要太多勇氣。

這十個問題就像是工具箱，你必須一一回答。當我回應你這些答案時，神奇的事便會發生！

我將我的回應歸結為以下五大原則。

1. 肌力（增肌）與關節活動度訓練勝過一切。
2. 人體基礎動作模式才是根本。
3. 持續評估標準與弱項。
4. 在整個訓練生涯中，需搭配使用「公園板凳」與「巴士板凳」訓練的概念。
5. 持續追求精通與優雅。

但是，千萬別想一步登天。正如《愛麗絲夢遊仙境》裡的國王告訴我們的 ——

「一切從頭開始，」國王嚴正地說，

「持續下去，直到最後停下來。」

史蒂夫‧萊貝特是一名傑出的年輕教練，他採納這套健身介入系統並運用得宜。在他提供四則客戶故事後，讓我們知道這套系統該如何應用於多數人身上。

史蒂夫教練的案例一

這名客戶是多數教練夢寐以求的顧客。她積極主動、做足準備，但也十分迷惘。她不知道自己的目標，也不清楚自己現在的能力。她不知道起點或終點。許多客戶茫然不知所措，而這正是私人教練能幫上忙的地方。

一切都是慢慢發生的。當然，一開始並非如此，她的體重最初增加的10磅，原因絕對是大學時代喝的啤酒。但她朋友也胖了10磅，所以這不是什麼太嚴重的問題。不管怎麼樣，『上班需要新衣服』，她用這個藉口撐了快五年，但她體重又增加5磅，牛仔褲已經緊到不行。她加入公司附近的健身房，然後告訴自己「我一定每天報到，反正那麼方便。」健身房每年一月「貼心地」自動延長她的會籍，因此每當收到卡費帳單時，她總會發現儘管她善用踏步機與滑步機、參加嘻哈舞蹈

課程，體重還是比去年一月增加1磅。十年過去，她比大一入學時胖了20磅。她嘗試改變飲食、報名重訓課程，她做的事情方向正確，但年復一年，牛仔褲腰圍絲毫沒有變小。

直到那天，地鐵上的男生對她說：「別擋路，胖妞。」

她才意識到，不能再慢慢來了。

美國海豹部隊與馬拉松選手才需要激勵。她沒有被地鐵事件激勵到，只有滿滿的憤怒。她把冰淇淋、蝴蝶餅等含有碳水化合物的食物全扔進垃圾桶。她買了耐吉運動手環、新的跑鞋，浴室放了一臺無線體重計，廚房多了一臺營養秤。

即使已上完一小時戰鬥營課程，她還是用盡全力踩踏滑步機、速度突破新高。她不在乎上班遲到三十分鐘，現在可是決戰時刻。流汗與饑餓代表她開始進步了。

一週後，她的體重計出現新的數字。她確實變輕了，但遠不及她挨的餓與流的汗。她全身肌肉痠痛，滿腦袋只想著吐司。別人是如何做到的？他們怎能為了減

重忍耐那麼久？他們如何度過沒有冰淇淋與夜店的生活？她需要幫助，但她連自己想要什麼幫助都不知道。

　　「只要告訴我該怎麼做就好。我不清楚自己的目標，我只知道我不想再這樣下去了。」

第四章

第一個問題
——你的目標是什麼？

　　你必須回答這個問題，我無法代勞。仔細想清楚。有許多作家在這方面做得比我更好，厄爾・南丁格爾（Earl Nightingale）便是一例。

　　這將會是你的終點。老實說，我的工作是找出起點，但請幫忙我：你對於目的地必須有些想法！我並不想此時棄你而去，我深知許多人在尋找終點時會遭遇困難，因此我在這裡提供幾個想法。

　　首先，幾年前，「我必須為所有事做好準備」這種充滿男性氣概的觀點開始稱霸網路。我最近讀到一段有趣的段落，內容是關於許多大學生明確知道殭屍末日來臨時該如何因應，卻對於畢業後的發展毫無概念。若你凡事都要預先準備的話，那將很難做到。正如喜劇演員史蒂夫・萊特

（Steven Wright）所言，你無法擁有一切，因為你根本沒地方放。

在「凡事做好準備」的概念興盛前，一群從事高強度訓練的傢伙主宰網路論壇，他們將自己比做是電影《星際大戰》（*Star Wars*）裡的絕地武士四處引戰，因此我認為我們已經進步很多了。在很短時間之內，網民追捧的重點從「一組做到力竭」變成「凡事做好準備」。

對於我們多數人而言，這兩種方法都很有問題。

我的質疑（最近才想清楚）在於，這種思考方式（為一切事物做好準備）會讓終點變成無止盡的迴圈。當然，起點依然存在，但你會發現即使你從迴圈中間開始，不論往任何方向前進，只會令你離目標愈來愈遠。

即便你的目標是「為任何事情做好準備」，請相信我，若你變得更強壯，目標通常會更容易實現。因此，請先變得更強壯。在你變壯後，你可以使用火星塞或其他餐具對抗大白鯊。記得慎選武器！

請注意，這些傢伙說的是要為一切做好準備，這意味著「任何事物」。我猜你也該做好用牙線製造太空船的準備。

這帶出我個人認為最簡短但最重要的論點。

為何非肌力訓練不可？

這真是個好問題。

答案正如布雷特・瓊斯（Brett Jones）所言：

「絕對肌力（*absolute strength*）就像玻璃杯，所有東西都是裝在杯中的液體。玻璃杯愈大，你可以做的事愈多。」

舉重便是增加肌力最快的方法。當你的肌力增加，其他能力也會提升。

這是很簡單的論點，請好好把握！

許多菁英健身比賽教練深信基本肌力水平令他們訓練時不必耗費太多時間與精力，卻比起忽視肌力的人更能保持苗條身材。

我傳授這個論點愈久，收到的正面回饋愈多，也聽到更多這方面的真實案例。

最近有位女士告訴我，她的朋友一點錯都不能犯。

什麼意思？故事是這樣的：她的朋友透過有氧運動與嚴格節食來減肥，她們沒有任何討價還價的空間。而這位女性全年體脂幾乎都維持在驚人的19％。更可惡的是，她說自己熱愛甜點、雞尾酒、燒烤與精緻食物。但是（先別急著生

氣），她可以做十次引體向上。她在重訓室所向披靡。換句話說，她的玻璃杯夠大，偶爾吃點作弊餐無妨。

我認為這毫無道理。直到我看到她訓練過程，然後想到我教導的其他女學員。當她做出令人驚豔的壺鈴肩推（overhead press）（單手舉起她一半體重！）時，她全身系統必須匯集一切資源，隨後做出適應並從中恢復。我健身房裡有位小埃德娜（Edna），她覺得5磅啞鈴很重，她給予身體的挑戰顯然不夠。

埃德娜沒資格吃蛋糕。

上述情況屢見不鮮，但這引出另一個問題。我看到許多媽媽常常拿起、放下、舉起、擺盪、負重與提攜重物。這些重物其實就是「小孩」。但當我們來到健身房時，我們似乎認為女性只能使用非常輕的重量訓練。古希臘時代摔角手米洛（Milo）透過扛起小牛渡河鍛鍊體力，小牛不斷長大，他的力量也愈來愈大。同樣道理，或許我們該讓女性從8磅的重量開始訓練，像小孩長大一樣逐漸增加負重。

最後一點。曾經有個電視廣告講述一位女性摔倒爬不起來的故事。她說出一段名言（我確信受到版權保護）：振作起來或是翻身起立，這可能救你一命。為了你自己與你所愛的人，你應該盡可能增強肌力。

對於許多人而言，他們讀到最震驚的一句話，或許是──

變壯才能變苗條！

因此，當你考慮目標時，請記住玻璃杯理論。不要只是為了變壯而變壯！若你的肌力大如桶子而非小酒杯，那許多目標可能變得容易許多。而且，比起硬塞進那件過小 T 恤，讓自己擁有「為凡事做足準備」的一切特質可能還比較容易。

最後，大家在過程中經常忽視的一點是，健身介入法也能幫助大家找出起點。若你要我選出訓練最重要的一件事，那將是：不僅是評估而已，要持續評估才行。多數人無法掌握自己現在位置，因為他們忘記評估。洗衣店沒有害你的褲子縮水，你的衣服尺碼也沒有變小，你不可以對自己過於寬容，老是說「下不為例」。

你該如何評估自己現在位置？本書後頭會詳述。但偶爾花點時間重新評估你的終點不失為一個好主意。當你走得更遠時，不妨環顧四周，看看自己是否喜歡現在前進的方向。

第五章

第二個問題
——這個目標是關於健康或體適能？

　　多數人看到以下段落時，一開始都抱持忽視態度，就像在颱風的日子裡隨意梳理一縷頭髮。若你低估此事的話，後果可是相當嚴重。

　　趁你還沒走得太遠之前，請確認你的目標是傾向健康還是體適能。

　　不久前，有位女性詢問我關於減重5磅的事。我非常親切有禮，告知她要做的可能是減去5磅體脂，而體重減少5磅非常容易，只要砍掉四肢一部分即可。

　　我的忠告既安全又正常。我給所有人的建議都一樣：少吃碳水化合物，增加魚油攝取，多喝水，沒事練舉重。這一

點都不刺激，當然也無法令人血脈賁張。我承認 —— 我是無聊的人。

　　她請了一位私人男教練，後者告訴她僅需花一千美元與一天時間就取得證書，同時承諾給予她「菁英級」訓練，他的嘴裡不時吐出「終極核心」與「操到爆炸」等詞彙。幾個月後，她離開她的家人，開始與教練約會，然後失去了自己的房子。然而，他後來拋棄了她，轉而追求健身房裡的另一位女生。好消息是，她成功減重5磅。

　　了解健康與體適能目標間的差異看似瑣碎，但混淆兩者可能令你做出一些極為荒謬的決定。在肌力、體能與健身界，我不斷看到瘋狂的情況發生，怎麼會有人拿「在公園與曾孫追逐玩樂的未來」交換「短暫一時的瘦身」？對於這樣的瘋狂，我僅能提供部分幫助，但我願意挺身而出。我對於這種想法非常不以為然，將自己生命置於險境怎麼可能帶來好處。我除了當面表達不滿外，也常在網路發表意見與撰寫文章批評。哦，我知道Ｔ恤上頭寫些什麼 ——

　　　疼痛是虛弱離開身體。

　　　凡殺不死我的，必使我更強大。

　　曾幾何時，「我想變得更好，你能幫我嗎？」、「我想減重，該怎麼做呢？」這類簡單問題，會需要動用到戰場戰術？我從沒看過Ｔ恤上頭寫著：「我希望死亡那天還能正常行走。」但我敢說，有更多人認同這個目標，勝過「使出渾身解數做到二十下引體向上」。健康、體適能與壽命的議題影響所有健身目標，因此在你為了多拉一下引體向上而投注一切資源前，了解三者差異有其必要。我要告訴你──這得花一點時間，但讓我們先破解第一個迷思，也就是健康與體適能是一樣的。兩者大不相同，搞混它們會讓你一開始就走錯路。

　　我一直以來都沿用馬佛東對於健康的定義──

健康是所有器官都完美地分工合作。

　　健康總是可以稍微獲得改善。健康的衡量指標包括抽血、壽命與身體沒有不適。健康是不生病。腫瘤、高血壓與昏厥不是健康良好的跡象。我們將健康視為理所當然，直到失去才發現它的重要。

　　事實上，我經常提醒自己要深呼吸、保持微笑並享受健康的時光。這是上天賜予的禮物。

這不是體適能嗎？不是的。

體適能指的是執行某項任務的能力。

投擲者能夠執行投擲任務，跳遠選手能夠彈跳，短跑運動員能夠衝刺。多年前，我認識的一個傢伙跳入游泳池淺水處，喝醉的他摔斷了脖子。他行動不便但育有兩子。儘管他無法走路，卻能勝任傳宗接代任務。若你能將鐵餅擲到二四四英尺，之後需要打盹一小時，甚至無法慢跑趕上回奧運選手村的巴士，那你仍然是世界紀錄保持者，沒人會記得這個故事以外的事。

若你能做一百下引體向上或跑完馬拉松，但體內潛藏重大癌症，那你具備執行這些任務的能力，儘管身體並不健康。健康與體適能是兩碼子事，但經常相互影響。

大家經常議論我訓練運動員的方式 —— 投擲選手僅練習投擲。跳遠選手練習跳遠，短跑選手專攻衝刺。我將此簡單公式應用於生活許多層面。

我旗下的投擲選手不練跑步的，也沒有排定針對敏捷性或跳躍加強的課程。基本上，除了投擲與舉重外，他們幾乎不做其他訓練。這是為什麼呢？因為我希望提升他們的投擲

能力。

我們的口號有兩個 ──

- 技巧純熟，路才走得遠。
- 具備能力，路才走得遠。

接著你可能會問：「想培養什麼樣的能力？」投擲選手投擲次數愈多，他的技巧愈純熟，愈能執行好任務。投得愈多，投擲能力愈好。或許，你旗下運動員跑步次數比我的選手多，但比賽規則手冊並沒有為投擲選手設立跑步加分項目。

為了投擲選手的健康著想，我要求他們每天使用兩次牙線、騎車一定要戴安全帽或開車繫好安全帶，同時要多多攝取魚油。此外，我也鼓勵他們找到合適的人生伴侶，樂於一起運動、充分休息並豐富心靈生活。但慢跑與瘋狂有氧運動不包括在內，因為這兩者屬於體適能範疇，對於投擲選手來說並不需要。

以下是我給予所有人的十個健康或體適能建議。前八個與健康有關，後兩個適用於任何體適能目標。

1. 不要抽菸。
2. 繫好安全帶，必要時戴上安全帽。
3. 學會跌倒……以及復原！
4. 多攝取蛋白質。
5. 多攝取纖維。
6. 多喝水。
7. 服用魚油膠囊。
8. 使用牙線清潔牙齒，這對你的心臟健康非常重要……你查查資料便知道！
9. 保持關節健康。
10. 增加肌肉。

釐清健康與體適能扮演的角色是我教練生涯中遭遇的最大難題。我和此領域多數人一樣，經常為了自己與旗下運動員嘗試一切事物，後來發現這不僅令我們距離目標愈來愈遠，還帶來生病與受傷的問題。當你持續將健康與體適能混為一談時，你會發現兩者存在矛盾。你不可能一直為了體適能犧牲健康，反之亦然。關鍵在於，你必須做出妥協並清楚背後原因。

用你的右手每年投擲一萬次、持續四十年是否健康？答

案絕對是否定的！但我精湛的投擲鐵餅能力卻造就我的職業生涯，讓小孩大學學費有了著落，而我與太太蒂芬妮週三也能恣意享用香檳。我並不是說你的目標應專注於健康而非體適能，反之亦然。但請看一下你第一個問題的回答，好好思考一下，你想要設定什麼樣的目標？這個目標是關於健康還是體適能？

　　此外，正如作家羅勃・沃爾夫（Robb Wolf）所說，我們也該留意壽命的問題，比方說，贏得「全世界最瘦女性」（如果真的有這種比賽的話）頭銜的目標並不值得你犧牲生命。在我左髖開始出現劇烈疼痛（可怕的痛楚，令人難以忍受）後，我知道自己必須嚴肅思考壽命的議題。我領悟得太晚，還參加幾場高地運動會（Highland Games）並用軟弱不堪的股骨（femur）與他人較量，但過了一段時間後，我開始反思我該考慮的是「還想投擲多久」或是「想維持健康多久」。

　　請記住，健康與長壽不等於甩掉腰間贅肉，或是為了慈善慢跑五英里。當大家搞混這兩者時，真正的問題便會浮現。

第六章

第三個問題
—— 這個目標能擴展或豐富你的人生嗎？

　　我認為，我對於終身健身這門藝術的認識始於國小二年級（我人生最美好的三年）。一九六〇年代初期，修女瑪麗亞・阿蘇普塔（Maria Assumpta）為時幾分鐘的演講與她在黑板寫的文字，迄今令我印象深刻。修女當時走到黑板前，用粉筆畫了一個簡單的羅盤形狀。特別之處在於，她用工作、休息、玩樂與祈禱取代東西南北方位。她告訴我們，你的生活應該在這四個關鍵面向取得平衡，就這麼簡單。

　　若工作得太多，你就會忽略重要的事物。多年後，我們用不同詞彙形容此現象 ——「過勞」。

　　若休息得太多，你會變得懶散並忽略現實生活。

　　若玩樂得太多，你會像《伊索寓言》故事裡的蚱蜢一樣，難以度過嚴峻寒冬。修女並未深究祈禱過多的問題，畢

竟她從事宗教工作。

　　所謂的祈禱也可以是獨處時間，或是對於善良或美麗的欣賞。我認識好幾位媽媽，她們在工作坊結束後告訴我，若有人將小孩帶離身邊，留給她們幾個小時清閒，那可真是救了小孩的性命。此外，光是欣賞瀑布或飛機晚上降落，也能安定人心。

　　吸氣，吐氣，然後享受它。

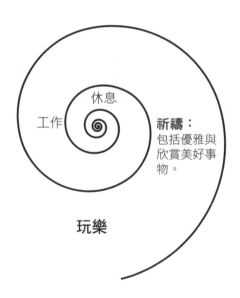

　　如同大自然的「碎形」（fractal），當我們或遠或近地觀看時，這些物體呈現自我重複的結構，像是雪花、山脈、河

流、花椰菜與血管系統等，而所有人從生至死的人生也可透過這個羅盤加以衡量。

首先，回顧一下生活，找出你覺得生命充實完整的時光。你通常會發現，當時的你在工作、休息、玩樂與祈禱間取得平衡。你照顧好自己的事業，同時也能脫鞋在沙灘上玩樂。你可能有幾位知心好友、名聲良好，還有時間顧及自己的個人與心靈需求。

這個羅盤就像是縮小版的碎形模型（請參考《侏羅紀公園》書籍內容：將一張紙不斷對摺，便可摺出碎形曲線），可讓你對於四個方位點如何開展冒險人生有更多認識。每一天、每一場訓練或是一杯早晨咖啡，都可以用這種方式看待。

讓我們以一天訓練日為例。

過多訓練會導致痠痛、受傷與疲勞。更糟的是，這些讓你累垮的訓練（如字面意義）僅有短期效益，卻對你的人生帶來長期壞處。

至於訓練時休息過多，它涵蓋的範圍非常廣泛。有些人向我尋求各種幫助，但當我回應問題時，我才發現他們從未真正訓練過。我也看過有些人休息過久，不得不再度暖身。很少人在訓練時會有休息不夠的問題。大家經常歇著、坐

著、睡覺與看電視，休息時間實在太多了。

　　我們很難再看到玩樂太多的情況。我深信，只要我們下班後約在操場碰面並玩一些遊戲，那多數人根本不需要健身DVD或雇用私人教練。大家並未意識到鬼抓人遊戲也是一種訓練。現在的狀況是，訓練過程充滿太多社交活動。許多健身房常客（我也是其中一員）寧願打嘴炮，也不願從事真正的訓練！

　　獨處時間太多則是我訓練時須解決的問題。我在自家車庫訓練多年，卻忽略掉許多細節。與獨自訓練相比，偶爾邀朋友來家裡或一起去健身房，確實能讓我更加賣力。這是一件小事，卻能令我在訓練強度方面有著極大差別。

　　總結以上，我希望你能花些時間與精力，思考如何取得訓練平衡。

　　我最近又學到一次教訓。我去了一個工作坊，並接觸到傳統動作技術的新觀念，例如壺鈴風車（windmill）與彎曲推舉（bent press）等。所有人都樂於提供協助，就在你一言，我一語的建議下，我反而不知道該如何做。我的大腦超載了。

　　之後，當我回家時，腦中只有一個聲音（現在不是開玩笑的時候），我能運用他們給我的所有建議，但一次只能一

個。我需要團隊情誼與訓練強度來學習這些動作,但我也需要一些獨處時間來精通它們。這個觀點值得你思考一下。我發現自己學習的方式,而許多人告訴我,他們也是如此,那就是:團隊與獨處兩者缺一不可,如此才能精通動作或釐清概念。

對學生來說,這就像是回家功課的妙處。學生不斷嘗試解決幾何學問題,而這有助於他們在課堂複習時頓悟。這就是為何許多人在淋浴、開車或騎自行車時靈光乍現的原因。一旦內在噪音消退,答案便逐漸浮現。

幾年前,我決定將此技能用於生活。

你應該花點時間填寫下方表格,保證值回票價。

	工作	休息	祈禱	玩樂
健康				
體適能				
壽命				

羅勃・沃爾夫建議我應該將壽命加到這個羅盤裡。你應該盡早思索如何讓生命活得更久、更好。當我們嘗試一些不安全、不健康或危險的事物時,至少先花幾秒鐘時間思考壽

命的問題。當然，近距離撫摸大白鯊或許是你人生的榮耀時刻，但不妨考慮隔著鯊魚籠。

我特別在表格中加入運動表現。無論出於何種原因，不管我定義體適能多少次，多數人還是聽不懂這代表的是「執行某項任務的能力」。但在我將運動表現加入後，許多人如今了解這意味著馬拉松完賽或再次跳舞。

雖然任何時間單位都能用在這個表格，包括終生、十年、一年、一個月、一週、一天或一小時，但當你首次使用表格時，請想得全面一點。讓我們用你明年的計畫作為範例。在每個區域添加一、兩句話，說明你將如何運用全部的身心靈參與這四個面向與三大支柱（套用羅勃的詞彙），以平衡你明年的生活。

舉例來說 ——

■ 工作

健康	我上班時將維持牙線、魚油膠囊與水分供應無虞。每週也要舉重兩次。
體適能／運動表現	我要跑完「為生命而行」（Walk for Life）的五公里賽事。
壽命	我一週至少要五天散步、騎自行車或游泳。若店家僅一英里遠，我就提著商品走路回家。

■ 休息

健康　　　　除非有非看不可的節目，否則我每晚九點關掉電視。
　　　　　　每晚九點到十點，我要開始準備睡覺。

體適能／　　在辦公室裡每半小時便起身動一動，走個幾分鐘以放
運動表現　　鬆身心與恢復活力。

壽命　　　　不論是透過錄音帶、DVD或課程，我要學會放鬆自
　　　　　　己、進入冥想狀態，每週數次。

■ 玩樂

健康　　　　我要學會在工作時開心一點。在適當的時機，我
　　　　　　將張貼《呆伯特》（Dilbert）與《凱文的幻虎世界》
　　　　　　（Calvin and Hobbes）等連環漫畫。每天都要笑口常
　　　　　　開。通勤時，我要在車上播放笑話CD。

體適能／　　不論是什麼遊戲，只要有人邀約，我就要說「好」。
運動表現

壽命　　　　每個月至少和朋友聚會或聚餐一次。

■ 祈禱

健康　　　　每天花幾分鐘時間與自己獨處。

體適能／　　我要精通一項困難技能（任你選擇，例如分腿蹲、
運動表現　　單腳蹲、另一種舉法或一個瑜珈動作）。精通是過程
　　　　　　而非目標，但要儘早開始。

壽命　　　　上教堂的人活得更久。我應該好好考慮一下。

關鍵在於下一步：檢視以上所有「願望清單」並找出其中關連。

舉例來說（這僅是一個例子），與時間相同的是，工作場所也會帶來壓力。小小的改變可能帶來極大變化，例如少看電視，或是將通勤時間用於「行動學習」。

不論是一天、一週或一年，所有人都擁有相同時間，但我們如何運用時間卻有極大差異。

一般來說，當你在生活某些地方做出小小改變，即使簡單如在車內與書桌放置牙線棒（我不厭其煩提醒此事），其它地方也會開始變好。一旦開始使用牙線，你會更在意放進嘴裡的東西，或許這會讓你決定不吃辦公室派對的生日蛋糕。

少吃一塊蛋糕，能給予你回家並嘗試健身的勇氣。而健身令你更有活力，不會整天賴在沙發上看電視。

是的，就是這麼簡單，而且非常有效。當你的收穫愈來愈多，你可能會嘲笑我們的表格過於簡單。但當你痛苦掙扎時，你必須清醒起來並重新評估目標，才能讓生活恢復平衡。

第七章

失去平衡時該怎麼辦？

　　最近在保羅・漢默（Paul Hammer）博士的工作坊上，我看到一個有趣的方式傳達健康與體適能概念，那就是利用連續光譜（continuum）。我非常喜歡連續光譜，你最好趕快習慣它。

　　若你接受的話，健康與體適能光譜的最左邊是綠色。你可以把它想成是紅綠燈，這樣比較容易理解。綠燈行，紅燈停，黃燈代表要注意。從左至右看，光譜顏色從綠色、黃色變成紅色。

　　若你處於光譜的綠色一端，那我得恭喜你，你已經表現得很不錯了。我的目標是讓生活各方面都顯示綠色燈號。

● 和家人關係融洽。

- 財務狀況正常。
- 有時間為社區服務。
- 享受人生、身材維持良好、睡眠品質佳。

　　對我而言，生活位於綠色一端意味著「留有餘裕」。我在銀行存的錢足以應付生活意外，例如熱水器壞掉等，而且我有足夠的時間幫助朋友搬沙發。我擁有充沛的精力從事訓練，而且在訓練之後還可以和家人一起玩樂。換言之，當你處於綠燈狀態，沒有人會用手臂環繞著你，然後說：「嘿，我有點擔心你耶。」

　　順帶一提，若你周遭沒人警告你「過太爽」的話，那代表你不在綠燈狀態。

　　黃色（代表警戒）並沒有你想得那麼糟，但還是要切記駕訓班教練的提醒。現在可不是加速的時候！

　　在人生高峰時期，我有時也覺得自己失去平衡。這時我會經常翻看行事曆。若行程還有空檔，我就不會太過擔心。

　　前一陣子，我的一週行程如下：

週五與週六：州田徑運動會，我擔任總教練，我的女兒
　　　　　　　　贏得鉛球冠軍。

週日：收拾家當，橫跨數州搬家。

週一：整天工作並結束自己的線上課程。

週二：整天工作，女兒參加中學畢業考試，我是老師所以得提早到。

週三：田徑運動晚宴，身為總教練的我必須籌辦宴會。

週四與週五：打包行李。

週六：畢業典禮與畢業派對。

週日：女兒的畢業派對。

週一：搬家公司抵達，我和太太蒂芬妮拋下女兒，開車去加州。

基本上，我在一週內有大量工作、勞務、壓力與情緒，需要好幾年才能消化。這是黃燈亮起的時刻，但我知道搬完家後至少有兩週清閒，之後才會有其它雜事。了解壓力會消退有助於減輕壓力。我很幸運，因為我擁有親朋好友與支持社群，以及一個支撐我度過壓力時期的行程。

我必須非常努力才能如此幸運。

紅燈意味著命運目前對你另有安排，像是酒駕發生、遭到逮捕、嚴重受傷或遭遇其它創傷等。此時不能僅依賴朋友支援，必須尋求專業協助。

如同古老笑話描述的，當你看到新聞節目《60分鐘》（*60 Minutes*）工作人員出現在等候室時，你就會知道今天上班日子不好過，紅燈階段就是這種時期。討論這些問題遠超出本書範圍，但若你發現自己長期處於黃燈狀態，請立即採取行動解決！不要等到紅燈出現。

但不要過於負面。當我一九九〇年代中期接觸到這個生活平衡羅盤時，我隨即領悟到：工作、休息、玩樂與祈禱這四大面向經常會失去平衡。若我決定更努力工作，現在的我會認為玩樂時間變長也是很正常的。我工作得愈努力，玩樂就愈盡興，假期也變得更長（這或許反映的是，努力工作收入增加的結果）。當我承接手一項任務時，我發現當我有意識增加其它面向時，四者最終加乘效果更為強大。

西里爾・諾斯古德・帕金森（C. Northcote Parkinson）的著作《帕金森定律》（*Parkinson's Law*）裡有個章節非常精采，內容描述一個大忙人寫信，他在幾分鐘內便能完成。相比之下，整天無所事事的人光挑選信封就耗費半天時間。忙碌的人通常能完成更多工作。若你設法擴展這四個面向，那你將能完成更多任務。擴展得愈大，完成的事愈多。

生活變得更平衡，也會開始影響你如何實現目標。我在河邊自家後院舉辦艱苦訓練而為人熟知。過去曾有二十多人

共襄盛舉，但活動人數通常在十人左右。我們擁有各式設備與器材，我們輪流做拖拉動作、衝刺與慢跑，以及提攜各式重物。

這些訓練非常有趣，我們全程維持高強度。經過艱苦訓練後，我們倚在陽臺上吃點東西，時間長達數小時，就這樣嘻笑打鬧，享受人生。當然，我一人訓練時會採簡單訓練法以求與前者取得平衡，也會想些奇招「招待」朋友，希望下次可以累死他們。

讓我說得更清楚點，紅黃綠光譜有著兩個功能。首先，你必須檢視何處失衡。若你打算做更多工作，那你必須主動擴展玩樂、祈禱與休息領域，因為這有助於提高工作成效。若不擴大後三者，你注定會以失敗收場。

其次，它提供一個基本工具，幫助你決定「也許現在時機不適合」。

這對於訓練的影響非常明顯。當你處於綠燈狀態時，可以提高訓練量。紅黃燈不代表你必須放棄訓練、運動或輔助計畫。事實上，這或許是訓練能幫助你因應其它問題的時刻。但現在不宜提高訓練量、強度或負重。

我試圖教導大家對此更加積極，如此一來，他們便可將一年某段時期專門用於應對生活的現實。比方說，稅務會計

師或許可將三、四月標記為黃燈警戒月。而對於老師來說，這可能意味著五、六月學期結束與八、九月開學時。至於家中有年幼孩童的父母不妨特別註記十二月，畢竟該月充斥音樂會、慶典與舞臺劇等活動。

　　在這些時刻，你還是應該繼續訓練。但你需要專注於另一種訓練，我將其稱為巴士板凳與公園板凳。本書後頭將詳細介紹，但簡單來說 ——

巴士板凳訓練

　　你預期結果準時出現，如同巴士按時抵達一樣。

公園板凳訓練

　　給予你探索的機會，並享受訓練的當下。

　　我理解這與多數電視廣告呈現形象、網路猛烈捶胸畫面與健身月刊描述的情況大相逕庭。但是我並沒有總教練、顧問、司機與全職攝影師的協助。我只有一個人，我分身乏術。我無法像某些人那般訓練，他們接受訓練或練出好身材是有錢拿的。

　　是的，這與多數人的想法背道而馳。大家認為持續累人的訓練是成功唯一途徑。這並非事實，同時也會妨礙許多人

實現目標。

第八章

第四個問題
——你的目標位於什麼象限？

　　象限的概念首先出現於我的健身介入法DVD（可說是本書入門版），之後不久在我與帕維爾合作書籍《簡單肌力》（*Easy Strength*）裡也有提及。這對於健身與體能界帶來貢獻，我深感驕傲。

　　如同多數教練，自從我首次吹口哨執業以來，我便與旗下運動員在持續擴大的肌力訓練領域裡尋覓良方。早在一九七〇年代，每個月都會有一系列雜誌出版，介紹新的工具、課表與動作，號稱足以改變運動員一生。我們會嘗試其中部分工具、嘲笑幾個計畫，最後去蕪存菁，保留一、兩個概念供己所用。今日在網路的牽線下，我們每分鐘都能看到新的想法出現。市場上充斥著琳瑯滿目的教學DVD與居家健身器材，後者據說是由海豹部隊研發或NFL球員認證使用，令

我們多數人無所適從，不知該如何選擇。

　　幾年前，大家開始好奇一個問題 ——「肌力教練扮演的角色為何？」呃，這與英文老師的角色一樣，答案就在稱謂裡。

　　英文老師負責教英文。

　　肌力教練指導肌力。

　　帕維爾繼續追問，那肌力教練帶來什麼影響？

　　為了回答這個問題，我花了兩年時間。我擔心自己想出的最好答案會是，「視情況而定」。

　　最後，我擬定了一個簡單表格作為回應，裡頭含有四個象限。這四個象限基於兩個標準 ——

- 為了獲得傑出表現，一名運動員必須擁有多少特質？
- 與其它運動員相比，這名運動員在這些特質上必須好到哪種程度？

　　根據兩者搭配的結果，我們將肌力教練的影響分成四個象限。若能將一個人歸類為第三而非第四象限，我們便可分辨什麼東西該加入訓練計畫中，更重要的是，什麼東西可以忽略。

象限一	象限三
體育課 —— **許多低水平特質**	多數人 —— **少數低水平特質**
象限二	象限四
衝撞性運動與特定職業 —— **許多高水平特質**	極少數運動競賽 —— **少數最高水平特質**

象限一

　　位於此象限的人正學習許多低水平特質，像是中學體育課。多數人終生僅有一次機會進入此象限，這便是體育課的品質為什麼如此重要。我們在此象限學習運動規則與技巧，同時培養對於比賽、運動與動作的鑑賞能力。

象限二

　　這個象限包含衝撞性運動與特定職業。這需要大量特質且特質水平極高，達到驚人程度的那種。例如足球、橄欖球與特種部隊都屬於此類。遺憾的是，多數人計畫在此象限進行訓練，但很少有人「應該」以此方式訓練。

象限三

　　這聽起來有點怪，但此象限需要少量低水平特質。多數人位於象限三，但這裡經常也可看到菁英運動員。一名菁英田徑運動員需要技術與肌力。他們的肌力水平驚人，但比不上奧林匹克舉重菁英運動員。在此象限裡的人，可能需要足以硬舉600磅的絕對肌力。這個數值難以達到，但世界紀錄約是它的兩倍。在象限三沒有最好，只有更好。

象限四

　　在象限四裡，我們可以找到最罕見的運動員。他們具備極少數的特質，但這些特質達到人類表現最高水平。以一百公尺短跑與奧舉運動員為例，除非你能夠硬舉1,000磅或百米衝刺九點八秒，否則你無法歸類在此象限。

生活與活在象限裡

　　當我協助學員使用健身介入計畫時，我通常告知他們屬於象限三。這並不是我懶惰，而是現實如此。當然，一名NFL球員**過去**位於象限二，但隨著職業生涯拉長，他的訓練將愈來愈簡化。

事實上，對於使用健身介入計畫的多數學員，我吐出部分「悲傷但真實」的建言是 ── 你已經不是中學生或大學生了！

而這或許是件好事。現在該是他們著手兩大任務的時刻，也就是追求肌肥大（hypertrophy，提高除脂肪體重，增肌減脂）與改善關節活動度。

請聽清楚，除非你購買本書的錢來自於你打破百米世界記錄或擒殺 NFL 四分衛，否則你**現在**絕對是位於象限三。而這意味著，肌力訓練的角色與你的重點目標處於陰陽關係（舉例來說，節食是為了減脂，散步目的在於改善健康，或是鐵餅運動員練習投擲以提高成績等）。作為一名肌力教練，我可以灌輸你的特質與你自己發展的一或兩個特質維持一種巧妙平衡。你必須學會取捨。

當我讀到新文章、參與工作坊或訓練營時，我有時會有點擔心。我開始對於新的玩具或想法感到興奮。此時，腦中浮現一個念頭 ──

「是的，我可以的。」

我擁有資源。我參加了課程。我全程參與訓練營。我讀了書。我可以辦到。沒錯，靠著這一點點新資訊，我可以為訓練計畫與運動系統增添新的東西。我的運動員問道「呃，

教練，那我們一直在做的事呢？還要繼續進行嗎？」

　　我不知道。我現在有嶄新的玩具！

　　而這正是問題所在。在象限二，所有事物或許都能奏效。我在職涯中向來堅持「所有東西都有效」的概念，突然之間，我變成「擔心所有東西都有效的傢伙」。

　　你是不是想棄我遠去，因為我不夠專一，但請先讓我為自己辯護。

　　這是象限二衝撞性運動與相關職業存在的問題，亦即所有東西只是「可能」有效。舉例來說，足球比賽的系統過於複雜，試圖評估哪一套戰術有效或無效，充其量只是猜測而已。象限二的本質在於特質的數量多、水平高。這讓人無法確知新的想法、計畫、營養補充品、課表或概念是否真的發揮功用。

　　問題是，對手可能早你一步運用這些事物，因此你必須問自己一些棘手問題。若我的對手引進這個或那個新想法，那我一定得跟進嗎？或是，我的情況與想法不同，此時不必急於改變吧？又或者（通常是這個狀況），這個新想法愚蠢至極，忽視也沒差，反而能為我省下許多時間與精力。

　　大家參觀第一級別（Division One）學校或職業運動團隊訓練場館時，首先感到驚豔的事情是「這裡什麼都有」！

器械、壺鈴、藥球，繩索、登山機、划船機、越野滑雪機等，不勝枚舉。一名大學教練告訴我，他們為了招募高中生買了一臺價值兩萬五千美元的機器，但從來沒用過；它看起來就是能讓你變得很強。

這是為什麼呢？為何這些計畫投入大筆資金添購高級裝備與奧林匹克標準長槍，卻在第一週後不再使用它們呢？

答案通常是「所有人都這樣做」。為了趕上別人，我們必須需要添加新的裝備。這些東西有效嗎？沒人知道，因為兩個月後，我們又訂了商店裡最新最炫的玩具！

因此，位於象限二的人需要一種特殊思維方式，那就是懂得取捨。

懂得取捨 vs 懂得選擇

懂得取捨

我們可以做任何事情，它可能有效也可能沒效，或是我們可以少做某些事情，同樣地，可能有效也可能沒效。但請仔細聽好：若我們在新想法上面耗掉大量時間，怎麼可能有空繼續原來的計畫呢？那萬一這個想法真的是有史以來最棒的創見呢？歡迎來到取捨的世界。

讓我們聊聊吧。

每當超級盃（Super Bowl）開打後，總有人會告訴我，某隊想取勝的話，只要全體隊員做「類似這樣的事」或「我們過去戰術」就可辦到。這實在很可笑，因為NFL隊伍各個不是好惹的。我可以向你保證，一九二六年贏得美式足球「玫瑰盃」（Rose Bowl）的第97號戰術，絕對在他們的教戰手冊裡。在這本手冊裡，或許還收錄著總教練、助理教練與進攻協調員（defensive coordinator）的獨門祕技，也就是他們自中學打比賽以來用過或聽過的戰術。

多數球迷並不清楚，球隊是無法迅速轉換新戰術的。把戰術打印成書很簡單，但要將戰術傳授給整個球隊風險很高，因為球員記憶有限。一名320磅的進攻鋒線（offensive lineman）過去一年來被告知要勇猛前進三步，如今卻改成退後三步，這只會讓他回到原本位置！

與這種情況相反的是，我們聽到有些隊伍會說：「我們必須重回○○戰術。」當你嘗試新主意時，整個過程好像是你感覺自己做了所有該做的事，但回頭一看，才發現你拋棄當初致勝的戰術。用美式足球術語來說，那就是「對於當初的選擇應該忠貞不二」。

但當你做取捨時，也要避免另一個極端情況。當你決定（「決定」的拉丁語字根是dēcidere，意思是「切除或殺」）

驟然改變方向時，很有可能得不償失。

多年前，我所屬球隊曾用過一個「跑動進攻」（Run and Shoot）的厲害戰術。我愛死它了。它讓敵隊陷入慌亂，不斷阻擋他方進攻。每次上半場快結束時，我們都能輕易達陣。我認為這一招有效，原因是我們的進攻讓比賽暫停計時很多次。我們隊伍在場上的時間通常比對方多出約二十分鐘。而且我有證據，因為其他隊伍進攻次數明顯高於我方隊伍（因為一直被我方得分）。

下個賽季時，我們針對教法與戰術清晰進行漫長討論，後來決定簡化戰術，僅執行跑動進攻。作為教練的我覺得這實在太棒了：整個進攻速度變快、更加流暢，且教導內容僅為過去的一半。

但缺點是我們開始輸球，愈輸愈多。當我們簡化進攻時，我們也減掉I字陣型（I Formation）裡的「疾風橫掃」（Blasts and Powers），白話一點的說法是「揍你的嘴巴」，這個戰術較為古老、簡單。在上個賽季中場休息時間，對方教練針對我們的跑動進攻重新策畫設計防守策略，因此我們祭出I字陣型回應並趁亂迅速得分。當我們減掉I字陣型時，等於將許多勝利拱手讓人，因為我們的進攻戰術過於單一，令他們更易防守。簡化進攻的代價是輸掉比賽，真是慘

痛的代價！

　　歡迎接受取捨的挑戰。你可以過於天真可愛，凡事簡化到底，以至於最後失去工作。象限二絕不輕鬆！但這就是NFL教練薪水高的原因，因為沒有人可以一天八小時維持如此高的水平。

　　那你該怎麼做呢？你該如何忠於基礎與慣例、堅守核心價值或使命，同時勇於嘗試新的事物（對手十分擅長，而你剛開始起步）呢？你該如何取捨呢？

　　首先，作為一名肌力教練，最重要的任務是將全隊絕對肌力提升至最高水平。全隊運動員皆具備相對高的肌力水平，勝過由大力士與手無搏雞之力者混合而成的隊伍。依據這樣的觀點，我們為中學男生與女生分別設計「大藍俱樂部」（Big Blue Club）與「大銀俱樂部」（Big Silver Club）菜單。

■ 大藍俱樂部

爆發式上膊 205 磅	硬舉 315 磅
背蹲舉 255 磅	前蹲舉 205 磅
站姿肩推 115 磅	單手臥推 32 公斤，左右各五下
爆發式挺舉 165 磅	

■ 大銀俱樂部

爆發式上膊 95 磅	硬舉 205 磅
背蹲舉 135 磅	前蹲舉 95 磅
站姿肩推 70 磅	單手臥推 12 公斤，左右各十下
爆發式挺舉 75 磅	

其次，肌力與體能訓練必須與整體計畫目標保持一致。我經常告訴中學教練，非賽季時（一般準備期）的訓練取決於總教練的目標。若你們的計畫致力於提高速度並涉及大量跑步，那非賽季訓練就該是田徑練習。你們應該多練衝刺與跨欄。若你們足球隊伍的目標是激烈衝撞，那雪橇運動應占其中很大一部分。整個團隊的訓練理念與重訓室目標必須相輔相成。

第三，衡量與評估你們的系統。我知道大家都這樣做，但真正的願景必須存在。若沒有真正的願景，你們無法持續獲勝。美國籃球教練約翰・伍登（John Wooden）等人的書值得你買來研究。

第四，位於象限二的人極為稀少，這些運動員在各方面都得追求卓越並將此奉為圭臬。我是美式足球傳奇教練比爾・沃爾什（Bill Walsh）的忠實讀者。在讀過他所有著作

後，我發現勝利只不過是追求卓越的附屬品。你不可能穿著
邋遢的比賽服裝、隊上廁所骯髒不堪，然後宣稱自己來自於
一級團隊。想在象限二獲得成功必須將所有事做到無可挑
剔。

　　最後（也是最根本一點），你必須將目光鎖定於目標與
任務，同時不斷篩選各種達成任務與目標的新方法，擁有
這樣的能力才算是掌握取捨的精義。關鍵在於下面這兩個口
號，請牢牢記住。

　　你的任務在於堅持任務。
　　你的目標在於維持目標。

第九章

象限三
──多數人所處區域

懂得選擇

　　這個象限表格的問題在於，幾乎所有人都認為他們位於象限二，也就是從事衝撞性運動的菁英所在位置。我是如何知道的？因為到目前為止，我最常遇到的問題便是「我位於象限二嗎？」

　　這些問題來自於想學奧林匹克舉重的人，但他們兩個禮拜才做一次練習，其它十三天全花在有氧運動、健美與循環訓練（Circuit Training）上面。請相信我，將重達400磅槓鈴高舉過頭的感受，絕對與95磅做五十下**完全不一樣**。我知道，若用數學公式來算，400磅乘以一下是400磅，95磅乘以五十下是……呃……反正是高出很多，但不管如何，400磅總令人感覺較重。

我收過一些人寄來的電子郵件，他們說自己想要減肥卻在做跳箱運動。我真的不懂耶。

但我後來也收到一些人的訊息，他們在YouTube網站看到我的DVD教學片段，詢問我能否把剩餘的內容寄給他們。我很好奇，他們是否也要我幫忙煮飯與打掃，因為他們顯然把我當成媽媽。

不論如何，不可否認的事實是 ——

我們多數人從象限一移至象限三，然後就停在那裡不動。

當然，或許你和我一樣，過去玩過幾年足球（象限二），但後來大部分人生位於象限三。

讓你們誤以為「象限三的人很弱」是我的錯。我經常開玩笑說，身處象限三，「我們做得不夠多，做得也不夠好」。

但我愛死象限三了！我打從心底喜歡。真的，我愛死它了。我幾年前悟出一個道理，當時我有兩份全職工作（中學老師與大學講師），家中有兩個女兒凱莉與琳賽，還有一個腳步停不下來的老婆。我發現我的舉重事業愈做愈大，每天最多只能擠出一個小時訓練。奇怪的是，同樣的建議我不知

道告訴旗下運動員多少次，但過去的我卻充耳不聞。

　　這個建議是：當你只有一個小時可以訓練，你會捨棄多餘部分，然後決定（還記得它的拉丁語字根是「切除」吧！）什麼東西對你來說才是最重要的。這改變了我的人生，給予我極大啟發。當我如此做時，我發現象限三的生活與取捨無關。我並非位於象限二，試圖在數百個運動員特質裡做出取捨，好讓自己獲得競爭優勢。

　　我的生活沒那麼複雜。我只需要少數幾個特質，便能擅長於自己想做的運動。我的生活很簡單，而且我需要平衡。

　　象限三是一個很棒的地方，與其它象限相比，平衡在這裡更重要。有些人可能會有疑問。我用陰陽符號來解釋絕對肌力與技術精通間的動態關係，但這個符號並不完美，因為它無法顯示此關係的動態本質。

　　肌力與技術並不是各占一半，兩者關係並非靜止不變。如同嬰兒一般，你無法斷開DNA與父親或母親的連結。基因是如此完整、不可分割，孩子百分百來自於父親與母親。

　　身為象限三的運動員，你必須了解這一點：技術訓練就是肌力訓練；肌力就是技術。這兩個特質融為一體，相輔相成。在重訓室獲得的能力可以應用至運動場上，而運動場學到的知識也有助於重訓，如此形成良性循環。你教導強壯的

人丟擲鐵餅或是讓出色的投擲選手變壯，這兩人的投擲能力永遠比不上試圖精通這兩方面的投擲者。

這種動態平衡關係正是我愛上象限三的原因。

同樣的道理也適用於有意減肥的客戶：節食或飲食計畫必須與運動（當然，我在這裡指的是肌力）課表緊密結合。倒過來說，肌力課表也該對應到飲食安排。

好的私人教練應該多花一點時間檢視客戶的飲食日誌，必須讓他們理解到記錄飲食對於減肥成功十分關鍵。如果沒有飲食日誌，我們無法得知客戶過去一週吃了什麼，等於訓練效果只有一半。飲食日誌有利於我們安排訓練；訓練也會影響到飲食規畫，將這兩件事做到最好，能讓你一生輕鬆管理體重。

隨著我在這方面的經驗變多，我愈來愈意識到在象限三並不需要「二者擇一」。當然，我們曉得有些人盲目追逐最熱門的飲食法，他們確實也獲得一些進步。但這樣的進步很難持續下去。我們都聽過老掉牙的說法：「跑再多也抵不過一個漢堡（也可以是貝果、甜甜圈或海綿蛋糕）的熱量。」

因此，「兩者缺一不可」。

肌力、體能與健身社群如今遇到的問題在於，大家都愛看NFL球員或終極格鬥戰士的備戰影片，他們動用一切方

法與工具變強。我知道這些內容非常吸引人，象限二的運動員為我們展現熟練與優雅的最高境界，有時候連我也想成為他們。

我們多數人（試圖減掉腰間贅肉或以少數特質參加運動比賽）很容易著迷於這些超炫的玩意，而這正是問題所在。如同我不斷重複說的：「所有東西都有效……且效果大概維持六週！」

那所以呢？

我最喜歡的文章之一，為我們示範了如何把簡單的事迅速變複雜──

「布萊恩・歐菲爾德（Brian Oldfield）、阿爾・費爾巴哈（Al Feuerbach）、布魯斯・威爾海姆（Bruce Wilhelm）與山姆・沃克（Sam Walker）偏好快速舉重，而喬治・伍茲（George Woods）與蘭迪・馬特森（Randy Matson）傾向提高重量的舉重方式……若這些鉛球冠軍有任何共識，那將是兩者混合最有效。」取自戴夫・戴維斯（Dave Davis），《田徑技巧》（*Track Technique*），一九七四年三月與六月。

這些鉛球運動員成功公式非常簡單，但你在今日很難看

到這樣的處方。所有運動員都會碰到這個問題，我稍後將把此議題擴及至多數人：我們可以透過好幾種方式將肌力提高至最高水平，而這有助於投擲或短跑衝刺等運動。

　　這些方式包括 ──

奧舉

健力

大力士訓練

高地運動會

力量健美

　　坦白說，它們全都有效。我敢肯定混合多項訓練的成效一定比單項好，但這樣的嘗試過於辛苦，或許還得動用我研發中的時間機器。

　　我們都同意，鉛球運動員需要的特質是絕對肌力。你現在也知道戴維斯指的這些肌力訓練派別只是選項而已。理解象限三的關鍵只有一個，那就是 ── 凡事都有效。

第十章

所有東西都有效

　　所有東西都有效。投擲選手的肌力與體能教練目標非常明確，就是讓他的學生變強壯。如同我在無數場合所說，沒有什麼特質比肌力更容易改善，你只需要舉重即可。

　　技術、策略與（提升表現所需的）柔軟度問題可能要好幾年時間才會出現，但我可以在三～六週內讓你變得更強壯，進而提升你在專項運動的表現。這對於體育界帶來極大影響，也是所有運動項目都將舉重列為基礎訓練的原因。當然，你可以找到十年前沒有如此做的人，但這種情況在今日極為罕見。

　　真正的重點在於懂得如何選擇。所有東西都有效。請記住這一點，打從心裡接納、珍惜它，把「所有東西都有效」寫在你的健身房、重訓室或武術館牆上。也請記住，這些東

西的成效僅能維持約六週。

　　在閱讀美國健美運動員湯米・河野（Tommy Kono）的著作過程中，我發現他不斷談到自己有多麼熱愛健美與奧舉。他進行八週訓練並參加舉重比賽，後來回到健身房改練健美、轉換心情。依我之見，若這招對於史上最佳舉重選手與健美冠軍「宇宙先生」（Mr. Universe）有用的話（湯米曾獲奧運舉重金牌與宇宙先生頭銜），那你不妨也考慮看看。湯米・河野懂得如何選擇，他在這方面堪稱大師。

　　減脂也是象限三的目標。同樣地，它取決於你是否懂得選擇。什麼樣的飲食法對減重有效呢？事實上，它們全都有效！重點在於你能否堅持下去。對我有用的飲食方法千百種，像是只吃肉菜與莓果、阿特金斯飲食法（Atkins）、快速飲食法（Velocity Diet）、慢速碳水法（Slow Carb Diet）以及埃德斯（Eades）夫婦提倡的三杯高蛋白奶昔搭配每日一餐計畫。我嘗試過最棒的是F計畫飲食法（F-Plan Diet），也就是每天攝取大量纖維。這害得我胃脹氣、關節痠痛，但勤跑廁所讓我運動量提升不少。

　　各位朋友，飲食與飲食方法關乎選擇。選擇什麼飲食法並不重要。沒人在乎你要吃什麼；害你變胖的是你吃了什麼！

　　在飲食自律方面，堅持比原則來得重要。同樣道理可套用於肌力：持續堅持一個壞計畫，勝過一個完美計畫（如果真的存在的話）執行欠佳。順帶一提，我堅信所有計畫效果皆能維持六週，部分原因在於大家初期全心投入，令最瘋狂的想法也能起作用。

　　正如我告訴那些不聽我明智建議的人：好啊，明年我還在，我們可以在你手術後再聊聊此事。

　　想要減脂，另一個重點在於運動。這方面的原則不變——所有東西都有效，總是如此。無論你規畫什麼運動都有效，像是非洲迪斯可熱舞、踏步或盪壺等。但你會遇到有點弔詭的問題：當你運動得愈來愈有效率時，獲得的好處反而變少。比方說，我上現代舞課程時最害怕遇到交換步，那簡直是要我的命，我會因為忙亂而多做二十下動作。這代表我可以瘦下來，但在我右邊的小舞后沒那麼幸運，她必須搭配完美的飲食計畫，誰叫她舞藝高超。

　　減脂運動必須盡可能沒有效率。這就是為何我喜歡盪壺的原因：消耗大量精力卻保持在原地！但許多人不同意我的看法。當你盪壺愈來愈厲害時，你的運動效率可能太高。若你單次訓練可從七十五下提升至兩千下，脂肪卻不再往下掉，那你可能需要尋找其他替代方法，像是增加重量或改成

啞鈴。

　　減脂重點在於簡化選擇。挑選一種飲食法並堅持下去。找到一套課表並持續執行。記得做筆記、記錄飲食日誌，同時善盡個人職責，包括拍攝改造前後照片、測量體重與皮下脂肪厚度等。沒錯，月刊雜誌封面上的飲食看起來比你正在做的事情厲害得多，正如你在電視上看到的新影集總是比較棒一樣。這或許不是真的，但我們向來如此認為。

　　我希望你能遵循自己的計畫，時間長到足以讓你誠實地評估它的成效。這可能需要幾週時間，但你在飲食與運動付出的努力，長期一定會看到回報。

　　若你是位於象限三的運動員，那我可以保證你絕對有很多選擇。在技術方面，你可採用各種方法彈跳與投擲。我剛讀完英國跳遠名將克里斯・湯姆林森（Chris Tomlinson）寫的一篇文章，他說他採用最基礎、原始的「挺身式」（hang）跳遠法，原因在於它非常簡單，同時能讓他在比賽高壓下發揮實力。他因此能將注意力放在踏板起跳而非空中動作（物理學原理也支持他的看法）：「我偏好使用出錯率最低的方式跳遠。」

　　或許你有自己堅持的方法，我沒什麼意見。現在把它練到精通。等你稍微強壯一些、改善技術後，你會做得更好。

但一定要堅持你自己選的方法，直到熟練它們為止！

　　象限三最困難的地方不是面臨各式飲食與訓練法，而是提起勇氣挑選一個並持續下去。從頭到尾貫徹到底。正如老祖宗教導我們的 ──

- 規畫狩獵。
- 執行狩獵。
- 討論狩獵（詳見 J・斯坦頓〔J. Stanton〕著作《豺狼人信條》〔*The Gnoll Credo*〕）。

　　請維持此順序。當你飲食或訓練時，你就像是在狩獵。思考與討論留到其他時間再做。但我們的選擇實在太多，不同的人物與刺激急欲爭取你的目光，無怪乎我們當中許多人難以簡化選擇與堅持目標。

　　綜觀我一生職涯，我高度依賴三項工具。所有教練與訓練師（以及父母與師長）也能利用它們因應一切狀況。

　　它們是 ──

檢查清單

創造儀式

刻意練習

檢查清單

　　若要我告訴你一個成功祕訣，那將會是製作檢查清單。我不確定自己何時發現這個方法，但我確定自己是在一九九〇年代中期逐漸培養這個習慣。保羅・諾斯威（Paul Northway）是一名來自法官紀念天主教高中（Judge Memorial Catholic High School）的鐵餅運動員，他總是把比賽檢查清單拿去護貝。如果我的記憶沒錯，裡頭的項目包括 ——

- 鐵餅
- 夾克
- 點心
- 鞋子
- 水
- 錢
- 毛巾
- 防曬乳
- 太陽眼鏡

　　隨著時間過去，我們添加的東西愈來愈多，捲尺便是一例。美國猶他州（Utah）許多中學田徑比賽主辦單位準備不周，現場不一定會有捲尺。

　　到最後，這個清單幾乎涵蓋一切我們可能遺忘的事物。主因在於，當我們的經驗愈來愈多，反而漏掉基本東西。

　　當我舉辦工作坊時，我會寄給主持人一張檢查清單，裡頭涵蓋一切瑣事。但上面經常沒記到識別證，因為我們心思

都放在確定飛機行程、訂餐點與旅館上頭，這些事情在幾個月前就得開始聯絡。少了小小的識別證，整場工作坊可能異常混亂。

　　檢查清單能幫你記住一大串東西，讓你的大腦可以專注於最重要事物，也就是盧・霍茲（Lou Holtz）致勝公式所說的：「現在什麼事最重要。」當你記得列在清單的事物時，它們根本不重要，但忘記任何一項都可能讓我們處境艱難，甚至連忘記「短褲在哪」都可以讓你無法專注於比賽。

　　想製作檢查清單，你必須 ——

- 告訴我，你需要的一切東西。
- 告訴我，哪些東西很重要。

　　隨著你比賽或工作的經驗增加，你愈容易拼湊這些清單項目。比方說，你第一次做美式鬆餅時，必須跟著食譜操作。第二十次時，你沒看食譜也會做，但會忘記加蛋或什麼的。到了第一百次時，你毫不費力地拼湊各個步驟，但還是會看一下食譜確認！

　　我將這個過程稱為「蝕刻」（etching）。這個詞原本是形容在玻璃上作畫，我很喜歡將這個意象應用於訓練與生活。蝕刻指的是不斷重複做某事，讓多餘東西變得不重要。

菁英運動員動作優雅、看似毫不費力，這就是蝕刻的展現。

檢查清單讓你得以蝕刻，因為你等於是在說「這是重要的」。

我經常告訴家人要準備菜單，也提醒社區朋友製作雜務清單。我與太太蒂芬妮多年前便採用這些方法。我會製作小卡片，然後把它們貼在牆上與我的辦公隔間上。舉例來說 ──

■ 星期一

晚　餐：牛排、沙拉
代辦事項：洗淺色衣服與巡視（大家巡視共同生活空間，並收拾書本、鞋子、夾克與垃圾）

■ 星期二

晚　餐：維京式安吉拉捲（enchiladas）
待辦事項：洗深色衣服與巡視

■ 星期三

晚　餐：什錦飯
待辦事項：打掃浴室與巡視

我曾討論過這個問題，但大家忽略真正的關鍵。我們屋裡有好幾個洗衣籃，我一週有六天經過這些放淺色衣物的籃子，卻從沒想過「衣服堆得愈來愈高了」。只有在週一時，

我才會轉換大腦模式，提醒自己要清洗、烘乾、摺好淺色衣服並收起來。

透過這個方法，購物變得簡單許多。老實說，我們早已知道要採購哪些東西，但還是備妥一張白紙，方便大家填入細節。如此一來，我們心智可以擺脫不值得操心的雜事，也不會買到不需要的食物，大幅簡化我們的選項。

按菜單排定的購物清單讓你將寶貴時間與精力花在選擇那一種牛肉，而不是站在商場走道思考：「那是什麼東西？我是不是漏買什麼？」這個清單讓你空出更多心理空間。

多年前，琳賽抱怨說道，她已厭倦每週一吃牛肉。如果你還記得的話，對我而言，這一切重點在於減少選項，而非做出取捨。所以我回答：「好啊，那你想吃什麼？」她回答「只要不是牛肉就好。」

如你所見，我進入妥協狀態。我告訴她，她想吃什麼都可以，但得清楚地讓我知道。在那之後幾年，我們每週一還是吃牛排。我們決定哪一餐吃什麼仍然不是重點，但要確定我們有為此採購、買到材料並準時上菜。

蝕刻是減少選擇的基本工具。當教練與運動員雙方能看著檢查清單並確認所有事物都涵蓋在裡頭時，蝕刻便獲得強化。總歸一句話：一年重複一萬次或一萬小時練習才能造就

完美（幾年前有三本書出版，基本上講的是同件事，不妨找來讀讀）。但依我之見，比起複雜的事物，簡單能讓你更快達到一萬這個神奇數字。我不一定是對的，但我旗下運動員的成功經驗足以證明我的看法無誤。

　　一旦選定一個方法，你接著可以用檢查清單（菜單、購物清單、戰略、食譜或指導要點）來執行這個想法。我們希望生活中的重要事物是可重複的。我希望旗下投擲運動員能夠獲得成功，並將他們的經驗傳承給下一代。我希望我的家人每晚六點前吃飽，如此才能共享幾個小時的安靜時光。

　　檢查清單為我們指引前往蝕刻的道路！

儀式

　　儀式是「活著的」檢查清單。我對於儀式深信不疑。作為一名老師，我每堂課都以一小段禱告開始 ──

　　　上帝啊，大海 如此寬廣，而我們的船如此渺小。

阿門！

接著我會拍手，然後開始上課。學員會依樣畫葫蘆，精

準地模仿我這個儀式。

從某個角度來看，儀式就是「行動的檢查清單」，兩者概念有著相似之處。試想一下，一場婚禮有成千上百的細節需要考慮，聰明的牧師會在結婚誓詞本子上貼一張小小的便利貼，上頭寫著新娘與新郎名字，畢竟在高壓緊張情況下，任何人都可能忘記你認識一輩子朋友的名字。因此，在儀式進行當下，也別忘了檢查清單。

儀式也能提醒你：該動起來了。一名教練曾問我，我是從何時開始準備田徑比賽的。我回想後發現，在比賽前幾天，我都會服用無糖橙味的美達施（Metamucil）纖維素。對我來說，嚐到濃郁的橙味粉末提醒我得開始準備比賽。如同飯前祈禱一樣，這不僅讓你感謝上帝，也讓所有人知道可以開動了！

我擁有許多小小儀式（像是投擲前微笑），多到讓我覺得自己可能會累死。但它們確實有用！為何不把所有東西都變成儀式呢？要是資訊太多的話，你可能會執著於細節，以至於忘記任務或目標。我在投擲前會不自主地微笑，但這不在我的檢查清單裡。有時候，儀式就是如此 —— 我們做的當下才意識到它的存在。

我在多年前曾贏得詩歌比賽，那首詩描述我抓一把土

撒在母親墳上。我當時站在那裡一會兒，然後低下身來抓一把土撒上墳墓。神父丹尼爾‧德里（Daniel Derry）與表哥比爾‧斯皮蘭（Bill Spillane）兩人對我說，「我們不知道你還維持愛爾蘭人的傳統」。我不曉得自己為何會這麼做，這完全是無意識的行為，我能想到的原因是：我曾看其他人做過。這就是儀式厲害之處：它們深藏在你內心，當你需要冷靜下來時，它們就會出現。

　　這是真的，最棒的儀式銘刻在心裡深處，你經常不知道它們是如何到達那裡的。

刻意練習

　　為了讓蝕刻與儀式根深柢固，我深信最好的方法是刻意練習。我不喜歡這個詞彙，但目前想不到更好的。我是從蘇聯那裡第一次聽到這個概念。他們針對足球員進行實驗，後來發現有些人練習時表現絕佳、精通各種技術，但正式比賽卻經常落敗。另一群人剛好相反，他們在平時表現落後，比賽場上卻無人能敵。

　　於是主事者做了一項調整，也就是增加心率監測。他們發現運動員心跳九十下左右表現最好。這個發現很不賴，但足球比賽時的平均心率為一百五十下，這每分鐘多出來的六

十下意味著運動員所需的技能完全不同。

多年前，有位知名籃球教練告訴我相同的事：贏得籃球比賽的三大關鍵之一，在於球員疲勞時仍能罰球得分。在疲憊狀態下練習有助你精通比賽技能。

我曾讓旗下足球隊進行「第三檔（down）、距離目標還有十五碼」的練習（規則為四檔進攻須推進十碼），我的助理教練恨死這個演練了。若進攻組無法推進碼數，我就會派出棄踢組（punt）將球踢給敵隊。然後不斷重複這個練習，一次又一次。年輕的助理教練對此**感到不耐**，但我的論點是，當我們比賽棄踢時，通常只剩九或十人在場上，我們必須讓棄踢組在真實環境下進行**練習**。

順帶一提，經過練習之後，這對我們來說已不成問題。

猶他州中學錦標賽於週五早上八點開始，一連舉辦兩天，令人感到無比枯燥。我一看到賽程，馬上要求參賽運動員一大早到校，好讓他們練習早起投擲、跳遠與跨欄。在如此早的時間，排便、暖身、早餐幾乎所有事情都可能出錯。我深信我們僥倖拿下一或兩次全州冠軍，與我教導學生必須八點抵達並暖身一小時（而非下午兩點到，暖身五分鐘）有很大關係。

這就是刻意練習，它是你在運動、生活乃至於所有領域

生存下來的關鍵。

　　將一切事物簡化。製作檢查清單，並找出什麼是真正重要的事。全心接納儀式，並用它來專注於重要的事物。刻意練習。挑選某樣東西並學到精通的程度。忽略不重要的事。

　　記得要簡化你的選項。

快速複習

　　前面四大工具 ——

　　1. 你的目標是什麼？（你想達到的終點！）
　　2. 這個目標是關於健康或體適能？
　　3. 這個目標能擴展或豐富你的人生嗎？
　　4. 你的目標位於什麼象限？

　　這四個工具能幫助你找到前進方向並一探目的地樣貌。它們能幫助我們定義終點。在前往終點（目標）的路上，我們必須誠實地評估自己現在所在位置（起點）。這四個問題為我們日後成功奠下良好基礎。接下來，我們將開始討論訓練計畫。後面六個問題有助於我們找出起點。

史蒂夫教練的案例二

　　案例二的運動員十分迷惘，這點與案例一相同，但他非常清楚自己的目標，他甚至以為自己了解現在所處的位置，儘管所有跡象都表明他判斷失誤。這名運動員無視於專業人士的建議（那可是他付錢得到的）與親友苦口婆心的規勸。丹經常遇到這樣的客戶——他們清楚自己的目標，但對於起點毫無概念。

　　我想要在三個小時內跑完馬拉松。所有的訓練都已排定，只為了迎接十二月拉斯維加斯馬拉松的來到。作為訓練的一部分，我在三十八分鐘內跑完十公里，甚至以八十六分鐘完成半程馬拉松。週跑量五十英里已成為我的生活一部分；對於早起展開漫長緩慢的長跑，我沒有絲毫猶豫。

　　真正讓我痛苦的是下午跑步。一開始是脛骨疼痛，雖然我早已習慣，但還是覺得十分困擾。於是我調整調整步態，在十公里後改成腳掌著地。姿勢跑法（POSE）消除我小腿前方的壓力，但很快地小腿後方開始感到不舒服，最後痛得無法忍受。

　　但有場馬拉松比賽等著我，我必須在三小時內完

賽。

「不行，你沒辦法跑。」

我的醫生拿著我的小腿X光片如此說道。

「你肌腱變性了。」

「我不能吃幾顆布洛芬（Motrin）止痛藥就好嗎？」

「所謂的『肌腱變性』，指的是你的阿基里斯腱長期慢性磨損。當你跑步時，情況就會變糟。若你持續跑步，肌腱可能會斷裂。」

「我還能跑幾英里？」

「如果斷裂的話，我必須從你膝蓋後方以下尋找斷裂處。」

「哦。」

我的醫生也是跑者，她深知勸退同好不要跑步的困難，畢竟跑者很難接受這個事實。隔天早上跑步情況更糟。

「三小時內完賽比我想像的還要困難。」

「你為什麼還在跑？」

我的太太不是跑者。

「下個月就要比賽了，我必須每項訓練都達標。」

「你連走路都沒有辦法了。怎麼可能跑步？」

「我每週得跑五十英里。我跑了八十六分鐘半。」

「醫生不是叫你不要跑嗎？」

「她沒有這樣說。」（其實有）

「但你無法走路，而且看起來糟透了。我不喜歡這樣。」

「你在說什麼？我現在正值人生巔峰耶。」

「你沒辦法走路，最近又老是生病。」

「就上個月生兩次病而已。」

「而且你都不陪我了，我已經忘記上次做愛是什麼時候。」

我的訓練日誌沒有排進這個行程。

「我覺得你不能再跑了。」

「但比賽快到了，我要在三小時內完賽。」

「不行，想都別想。」

第十一章

第五個問題
——你的年紀多大？

　　找出你訓練的起點，最重要的工具之一在於定位你現在的時空位置（年紀）。

　　這個道理如此簡單，以至於我帶領客戶執行健身介入法時經常忘記它。

　　讓我們立刻進入關於年紀的討論。

　　若你年紀未滿十八歲、還在唸書，那你現在位於象限一。請盡可能學習所有運動、比賽與動作，並沉浸在自己能力所及的一切事物。或許你注定成為世上最厲害的皮艇或擊劍運動員，但你必須嘗試一切後才能知道。哦，在這個年齡段，請學會騎自行車、游泳與跌倒。這些技能終生受用，而且我必須遺憾地說，它們偶爾也是**人生的必備工具**。

　　若你超過十八歲、以某項運動謀生，請熟練技術並投入

一切精力維持你在該項運動的地位。恭喜，你做得很好，現在請保持下去！我將同年齡段領取獎學金的運動員也歸在此類別。

多數人並未意識到他們比想像中老，而這是我們必須協助解決的問題。我與岳父經常開玩笑地說：「誰是鏡子裡的老頭？」我以為自己還年輕，身體卻出賣了我。這聽來有些好笑，但除非你進入第一級別（Division One）大學，抑或是身為美國海軍或海岸防衛隊一員，否則你想要如同大學橄欖球員或海豹部隊一樣訓練，那代表你奢望越級打怪。

若你年滿十八歲、不靠運動謀生，請接受這個簡單現實：你正面臨肌肉流失與活動度減低的戰爭。為了保持這兩者，你必須打場好仗。在這場聖戰裡，生活、脂肪與懶散都是敵人，你必須盡可能保持年輕。如同偉大的棒球選手薩奇·佩吉（Satchell Paige）所說：「若你不知道自己多老，你要如何戰勝年齡呢？」

順帶一提，我最喜歡健身介入法這個部分。

我接到一些中年男子來電，他們希望仿效第一級別大學橄欖球員的訓練方式，但時間、身體與資源都不站在他們那邊。不要裝年輕，請從事符合你年齡的訓練。盡可能保留或增加肌肉，同時維持適當的活動度。

　　總之，以防你沒注意到，我再說一次，幾乎所有閱讀本書的人都處於象限三，大家急需活動度與肌力訓練！

第十二章

第六個問題
——你在重訓室都做些什麼？

　　我們已經知道你的目標與起點，現在必須釐清你目前的能力水平。你的起點可以是任何事物，但必須經過評估。我們必須評估所有人，如同我們今日常說的話 **—— 如果沒有評估的話，那你就是在瞎猜。**

評估一：活動度與肌力動作

　　我的評估工具非常簡單。在基本活動度、穩定性與柔軟度方面，我極力擁護功能性動作檢測（Functional Movement Screen, FMS），該檢測由葛雷·庫克（Gray Cook）與李·伯頓（Lee Burton）研發。我最近與葛雷、布雷特·瓊斯一起參加壺鈴教練功能性動作檢測（Certified Kettlebell Instructor Functional Movement Screen, CK-FMS）工作坊，

我們在寒冷、黑暗的禮堂坐了四天。儘管我在FMS的技能不是非常厲害，但我堅持學員一定要接受兩種檢測，那就是主動直膝抬腿（ASLR）與肩關節活動度（SM）。

你當然可以七項FMS檢測都做，然後爭取達到「十四分以上與沒有不對稱現象」的過關標準。從統計學上看，獲得此分數的人運動比較不會受傷。但不論得到什麼分數，都會遇到同樣問題。想像一下，一名拳擊手靠著打拳維生，我可不敢和他說「不好意思，你小腿肌肉過緊，所以無法出賽。」

好啦，這個例子太誇張，但你應該明白我的意思。

我之所以使用ASLR與SM檢測，原因在於我認同馬克・程（Mark Cheng）博士提出的「身體四個結」理論。肩膀與髖部在張力、穩定性、活動度、力量與鬆弛度必須維持微妙平衡。如同綁鞋帶一樣，綁太鬆容易鬆脫（不好），綁太緊又解不開（也不好），它必須要「剛剛好」。

我馬上就理解這個理論。如同葛雷與布雷特不斷告訴我的，若左右不對稱的話，那就是我們該幹活的時候。在接下來的六個月，我們可能每天都得做髖部、肩膀與胸椎活動度訓練，而知道基本起點有所幫助。

我做檢測不會超過兩分鐘，便能大致理解我們該花多少

時間於活動度訓練。有些人不需要花任何時間在這方面。但
對於某些人來說，這必須成為每次訓練開始、中間與結束的
一部分。

想知道關於檢測與評估的更多資訊，請閱讀葛雷‧庫克
的著作《動作模式》（*Movement*）。他是這方面的專家，他
知道的比我多太多。

麥克‧波羅伊最近針對活動度提出獨到觀點，值得我們
花幾分鐘思考一下。

麥克將活動度比喻成裝門。我過去曾裝過一次，我動用
畢生的數學技能與耐心，花了數小時終於完成。你必須了解
一件事：裝門必須預留「剛好足夠」的空間。若門片裝得剛
剛好，輕碰一下便能開關。

麥克認為，關節活動度也是同樣道理：剛剛好就可以
了。當關節活動時，不該有怪怪卡住的感覺或是必須用力使
勁。這不是在比賽，夠用就可以了。

請記住——

在活動度與肌力訓練方面，夠用就可以了。

正式評估應成為訓練期間的常態。有些評估根本不會消
耗運動員任何精力，像是FMS或一些柔軟度動作，不妨每

六週評估一次。至於其他肌力檢測，或許可以每兩個月測一次。評估的方式與時間很大程度上取決於教練或訓練師的技巧，但依我個人經驗來說，最好的評估工具是提問與觀察動作。

而這正是重點所在。

我接下來要介紹動作介入法，這是我引以為傲的地方。

動作介入

這個想法來自於我生活所見，我看到癮君子的親友如何逼迫他們承認自己有上癮問題。從某個角度來說，我在運動員身上看到一樣情況。我們過度專注於自身強項，以至於需要一群人點出我們的弱點。

我給它訂了個官方名稱，叫做**最佳舉重能力口試**。副標題是**「你臥推能推多重？」**，這個有趣的命名來自於老牌綜藝節目《週六夜現場》（*Saturday Night Live*）其中一個單元。

在短短幾分鐘之內，我通常能看出眼前運動員專注於哪些訓練，以及他忽略了哪些項目。

我想從他們嘴裡聽到的，**絕對不是**他們最大重量有多厲害，而是他們是否有執行這一系列動作清單 ──

1. 推

2. 拉

3. 髖鉸鏈

4. 蹲

5. 負重行走／跑步／衝刺（負重提攜）

6. 最後則是「第六個動作」，這包括轉動、跪姿、單腳訓練等。為了評估，我使用土耳其起立（Turkish Getup）這個動作。

早期介入意味著：找出你沒有從事的訓練，然後針對這些疏漏來設計課表。

這是什麼意思呢？

最常見的情況是，運動員推的能力很強。例如一分鐘做九十下伏地挺身，或是臥推自身體重的兩倍。這些數字令他們脫穎而出。但對於某些運動員而言，過度重視推的動作會帶來肩膀活動度問題，而這透過肩關節活動檢測便能發現。

推的能力是否不足？我不知道，因為我從未看過這樣的運動員。這就像是無法做到十下伏地挺身這樣的事。

整體來說，過去幾年來，拳擊手這類型的人非常擅長引體向上。或許我們該感謝洛基或軍隊，但多數拳擊手似乎生

來就懂得如何做拉的動作。我一直開玩笑地說，那是因為他們都有鳥仔腳，所以拉起來特別輕鬆。

難怪我不討他們喜歡。

髖鉸鏈則是許多人疏忽的地方。

「你知道的……髖鉸鏈動作。」我說道。

「蛤？」

我起身，將雙手放在臀部，屁股往後推，再迅速往前。

「像是盪壺、抓舉、上膊、硬舉與跳躍。你知道的，這是人類最基本、最強大也最重要的動作吧？」

對方沒有反應。

菁英運動員完全忽略這個爆發力動作的例子並不少見。但我必須說的是，自壺鈴風潮興起後，許多人如今做的是危險、瘋狂的擺盪動作，讓他們獲得適當指導是補救的第一步。

這是我能發揮影響力的地方，我可以幫助運動員成功。一組正確的盪壺動作將對於心肺能力帶來極大挑戰，也能提升肌力與體能。若我教導一名運動員正確的盪壺動作並鼓勵他從事某種形式硬舉，我知道我一定能幫上他的忙。

當我提到深蹲時，我得到的回應通常是「嗯……呃……」或是「深蹲不是不好嗎？」

　　你應該沒發現，我的清單順序是從健身房最常見的動作到最不常見的，也有人會說，這是從最不重要的到最重要的。我深信這五個動作都非常重要，但其他人反應從「我在這方面是全州最棒的」到「嗯⋯⋯呃⋯⋯」便可看出事有蹊蹺。

　　這是我可以真正（且迅速）影響運動員的地方，同時讓他身體非常痠痛。我們必須每天都做深蹲動作。是的，我們每天都要做高腳杯深蹲，如果這是我們必須解決的問題。

　　清單第五項是在負重情況下行走、跑步或衝刺。我聽到的第一個反應總是「是的，我有跑步，在跑步機上頭。」

　　這和拖雪橇、推汽車或是扛75磅重的水管上坡、後頭還拖著雪橇不一樣。當有人問「這能練到什麼肌肉？」時，我想要俯身往前、用杯子蒐集汗珠，然後整杯潑在他身上。我可以透過負重提攜立刻提升運動員體能。若你平時沒做這個動作，我向你保證，把它加入課表有助於你突破現況。

　　但負重提攜的目的並不在於讓人疲勞。負重走路與衝刺能擴展運動員特質，成效比起我教練或運動員生涯嘗試過的任何事物都來得厲害。它提高了我們在其他領域承受重量的能力。

　　最後，我會問別人是否聽過土耳其起立。我聽到的反

應通常是「那是什麼東西？」，一直到最近情況才有改善。若某人從沒聽過土耳其起立，那我大致能猜到他們首次嘗試時會發生什麼事。請注意，我並未將單手或單腳動作加到裡頭，也不包括核心訓練等玩意。土耳其起立將是我的評估工具，用來判斷學員執行其他「第六個」動作時的協調性。

　　通常在這個時候，我已經清楚該如何提供幫助了。運動員能力愈高，我愈容易幫他安排理想課表。簡單來說，若你一直以來都聽得懂的話，那你應該會發現，我會找出運動員訓練不足之處，然後要求他們做這些訓練。我經常說，自己近年來進步神速，原因在於我請了一位私人教練，他的名字叫巴迪・沃克（Buddy Walker）。請聽好，我去世界上任何一間健身房都可以使出我驚人推力嚇死大家。但我最不需要做的就是推的動作，我需要的是改善平衡、鍛鍊上背、打開關節。巴迪逼我做我需要做的事，而不是我想做的事。

　　這是好教練該做的事，也是健身介入法的祕訣。

第十三章

第七個問題
——你的不足之處為何？

評估二：活動度與肌力標準

在確定你有做與沒做的動作之後，我必須知道你在這些動作上的能力水平。隨著經驗累積，我設立了一些基本肌力標準，相信它們可以告訴我一些事情。優秀的肌力教練都有自己一套標準，麥克‧波羅伊便是一例。這是我們找出起點的方法，或許也可作為你設立目標的參考。

有些標準有助於你釐清自己現在所處位置 ——

■ 男性

推	預期：臥推自身體重
	改變遊戲規則：臥推自身體重15下
拉	預期：引體向上8～10下
	改變遊戲規則：引體向上15下

蹲	預期：蹲舉自身體重
	改變遊戲規則：蹲舉自身體重 15 下
髖鉸鏈	預期：硬舉自身體重 1～1.5 倍
	改變遊戲規則：硬舉自身體重 2 倍
負重提攜	預期：農夫走路自身體重（每隻手一半體重）
	改變遊戲規則：每隻手自身體重
土耳其起立	左右各 1 次，使用半杯水起立

　　土耳其起立的標準很怪，但對於男性來說，全程將裝一半水的紙杯放在拳頭上（不能作弊使用手指）並保持平衡，這個挑戰極大且更能看出問題。

　　我有許多土耳其起立的簡單練習，可以協助大家解決在這個小小測驗裡遇到的多數挫敗。

　　上述標準中的「預期」是什麼意思？它指的是，你會不以為意地聳肩、點頭，然後說「小菜一碟，我絕對做得到。」

　　未經訓練的人在首次訓練時經常可以達到這些標準，而荒廢訓練一段時間（休息幾年、肚子出現贅肉）的人仍可完成其中多數任務。

　　若你六個動作都可以達到改變遊戲規則的等級，那你的

問題不會出在重訓。若你體脂過高，那可能是飲食問題。若你輸掉比賽，那應該是技術或戰術不佳，問題不會來自於重訓室。你的身體足夠強壯與平衡，幾乎沒有事難得倒你。

有些人即使能力達到改變遊戲規則等級卻還是遭遇挑戰，那我們應該可以把他們的失敗歸咎於包含肌力教練在內的事物。當然，這些是籠統的標準，但其中隱含的概念是：若你在其中一項表現突出，另一項卻爛到極點，那我們便能知道你的弱點以及該如何改進。

對了，那農夫走路的標準是什麼呢？

當然，這視情況而定，但至少要達到二十公尺，甚至四十公尺，愈遠愈好。沒有任何動作的CP值高過農夫走路，因此請你能走多遠就走多遠，請持續挑戰自己。

■ 女性

推	改變遊戲規則：臥推自身體重
拉	改變遊戲規則：引體向上3下
髖鉸鏈	改變遊戲規則：硬舉275磅
蹲	改變遊戲規則：背蹲舉135磅5下
負重提攜	改變遊戲規則：每隻手85磅

　　無論出於何種原因，任何體重的女性若能達到上述標準，美好的事情便會發生。我經常詢問女性與值得信賴的教練，到底女性標準應該設在哪裡，希望未來能更加明確。

　　根據我的觀察，當一名女性運動員硬舉超過275磅，那她在運動場的表現就會大幅提升，或許就是這麼簡單。我一直認為，雖然女性加入舉重行列已有一段時間，但我們仍然欠缺足夠的可靠數據或資訊，因此無法為她們設下明確標準。

　　我看過東德針對投擲選手做的研究，裡頭的數據非常混亂。變強絕對是一件好事，但可靠的原始資料難以取得。我希望未來能有更齊全的數據。

　　你們此時的反應可能很兩極，從「我沒聽過這玩意」到「我在這方面達到改變遊戲規則等級」等。之後，我們將討論如何評比你的表現，但要是你真的等不及的話，請記住這句話：你**沒有**做的事，就是你需要做的事。

你忽略的動作，就是你該做的動作！

　　在詳細檢視這些動作後，我們將回顧這些數字與其他有用範例。

第十四章

第八個問題

——你是否願意回歸基礎？

　　如果你**從未**做過某個動作或完全忽略它，那你需要補上這個動作。但你如何確定自己走在對的道路上呢？你如何知道你正愈來愈靠近終點？當然，重點在於不厭其煩地評估並解決問題，但我們有時必須回歸到基礎中的基礎。

　　我認為，優秀的人通常具備精通基本功的勇氣。最厲害的音樂家練習音階，剛入門的新手則急於彈奏下一首曲子。我在所有工作坊、聚會與課堂上不斷強調練好基本功的重要性。

　　對於我旗下嘗試健身介入法的運動員而言，這個問題雖然簡單，但非常重要 —— 你願意回歸基礎嗎？—— 它幾乎可說獨立於其他問題之外。我們工具箱裡的十個問題，大部分要求我們必須誠實看待自己的起點與目標，但這個問題最

難回答 ——

你是否願意再次回歸基礎？

你是否願意重新開始、從頭再來，如同電影
《芬尼根再來過》（*Finnegan, Begin Again*）描述的
一樣？

作為一名肌力教練，我認為好的訓練包含兩個條件，缺
一不可，其一是對於打好基本功的堅持，另一個是必要時回
歸基礎以確保動作完美的勇氣。

我理想中的肌力訓練，在於精通所有人體基礎動作。由
於年紀或傷病的緣故，運動員或許得待在泳池淺水處與新手
不斷練習，但此處將是他職業生涯與再次贏得冠軍的起點。

在下個章節裡，我們將討論如何持續評估每一個動作，
以及如何讓你的動作更進步。

第二部

第十五章

人體基礎動作

- 推
- 拉
- 髖鉸鏈
- 蹲
- 負重提攜

推

我透過電話提供許多諮詢服務。我認為這是最好的方法，讓我得知對方正在做什麼訓練，或許更重要的是，他們覺得自己在做什麼。在寫Email、信件與文章的過程中，我歸納出一個結論：多數受訓者對於他們閱讀的東西僅能理解一成。這或許能解釋為何某位朋友會在練腿日那天安排臥推與彎舉。

當我首次接觸客戶時，我會詢問他們的訓練背景。但他們的回答都差不多，第一句話通常是 ——

「我臥推能推○○磅。」

聽完這麼多人以臥推數據總結訓練成果，我意識到在所有人體基礎動作（推、拉、髖鉸鏈、蹲與負重提攜）中，我最不需要擔心的是推系列。

但後來我的客群變得有些「特別」。

不久前，我開始指導鮑柏（Bob），他身高六呎八吋（約203公分）、體重310磅（約140公斤）。他是一名NFL線鋒，只有在非賽季時才那麼輕，一到比賽便稱職地變壯。他靠著保護四分衛而賺到大錢，能力好到拿下三枚超級盃冠軍戒指。他身體有些狀況，像是無法伸直左手臂，右肩的情況更是慘不忍睹。

他並不是唯一例子。過去幾年來，我合作過不少菁英運動員，他們無法像正常人一樣推舉。這群人靠著過度使用身體賺進大筆金錢，我為了他們研發一套系統，希望將推的動作加入訓練。

葛雷・庫克與布雷特・瓊斯在他們的DVD與《動力》（*Dynami*）手冊中提供一套教學方法，我將內容改編（亦即「合法竊取」）如下：

- **模式化**　　**蝕刻**　　**對稱**　　**彈震式或爆發式**

我通常不讓客戶嘗試彈震式訓練，因為過去傷痛問題令他們無法達到此水平。正如庫克曾告訴我的：「不可加速功能失常。」同樣的建議也適用於人生。

	模式化	蝕刻	對稱
推	棒式	伏地挺身 推舉	單手臥推 單手軍事推舉

我們總是從模式化開始。在推的世界裡，棒式是一切基礎。噢，我知道你們想說：「在我認識的人之中，沒人覺得他們需要做棒式。」我在此要借用加拿大背部專家斯圖·麥吉爾（Stu McGill）的一項標準：若你棒式無法支撐兩分鐘，那你不是過胖就是腹部訓練做錯了。

請注意，不是做不好，而是你**做錯了！**

我經常在教學中使用撐高姿勢的棒式（pushup-position plank，PUPP）。所有傷痕累累的運動員幾乎都可以做到，而且它非常容易融入其他動作。這是一項很棒的動態恢復運動，能夠提升簡單訓練的難度。我喜歡將PUPP與盪壺、高腳杯深蹲搭配使用。

它的重點在於讓心跳飆升的是起身與趴下，而不是棒式這個動作。

我會使用你所能想像到的各種棒式，我旗下所有運動員在很短時間內便能進步到撐牆倒立。一旦做到這個動作，我們就會開始嘗試棒式之王 —— 側手翻（cartwheel）。

是的，我知道……沒人會做側手翻。但當我第一次看到拳擊手法蘭克‧森洛克（Frank Shamrock）的訓練計畫時，他運用側手翻的方式令人印象深刻，因此我決定嘗試一下。奇怪的是，它是我一生嘗試過最困難的體能訓練之一，我的肩膀幾乎無法承受。

絕大部分的人能靠著在訓練中加入棒式獲得好處。你可以用棒式（作為休息）搭配一個大動作，或是將側手翻加入戶外體能訓練中。對於受傷運動員而言，復原初期便可加進棒式。

我經常遇到一個問題是：大家覺得棒式（或任何模式化訓練）是新手玩意，不值得菁英選手浪費時間。

但請聽好，在顧及動作品質方面，我們都是初學者。

蝕刻系列動作在推的世界隨處可見，伏地挺身、臥推、軍事推舉等不勝枚舉。我經常讓旗下運動員做軍事推舉與臥推變化動作。

對於大多數人來說，蝕刻軍事推舉正是他們需要的。我希望我能說得更多，但其他人比我更有資格討論推舉。我是

吉姆・溫德勒（Jim Wendler）5-3-1訓練法的忠實信徒，他提倡每週都要做臥推與軍事推舉，看來英雄所見略同。

多數人會忽略對稱性推的訓練，但任何追求高速衝撞或投擲目標的人都應該考慮將此納入課表。已故的雷恩・坎諾（Lane Cannon）帶領我接觸到單手臥推。我們在地下室做這個動作，這讓我發現「身體是一個整體」的事實。

當我推薦這些動作時，我總提醒大家要讓沒有舉重的那一隻手保持空著。不要抓任何東西，就讓手空著。你的身體必須鎖緊、維持穩定，才能完成單手動作。

單手臥推將成為你此生最棒的腹肌訓練之一。

來自威克佛瑞斯特大學（Wake Forest）的伊森・里維斯（Ethan Reeves）為單手臥推設下一項標準。他深信旗下運動員都應達到單手臥推125磅五下的能力。我將此標準調低，中學男生為70磅五下、女生為30磅十下。在你大顯身手前請先做好準備，然後試試看這個挑戰。當重量來到100磅時，你將被拉往有重量的那側並跌至地面。你的腳必須用力踩踏地板施力，以抵抗這個龐大重量。記得用全身力量舉起這個重量。

記住，**沒舉重的那隻手要空著！**

請注意，若你右手能推125磅，左手僅能70磅，這肯定

有問題。我目前不清楚問題為何，但你最好在單手訓練時找出答案，而不是等到不對稱問題惡化之際，儘管後者相當常見。想一勞永逸地解決這個問題，你可以採取許多做法，包括強化較弱的一側、改善活動度與柔軟度，或積極地從事某些復健工作。

十五年前，很少看到有人做單手肩推。受到帕維爾提倡壺鈴的影響，舉重界以此動作回敬。我深信單手肩推的好處，經常將它排進個人訓練課表。我們可以藉此輕易發現不對稱的問題。我建議多數男性單手肩推最好做到身體一半重量，如此一來，雙手應付同樣重量應該不成問題。

記得念中學時，我們常去環球健身房（Universal Gym）。我不在乎你喜不喜歡器械訓練，但即便我現在回頭看，我都覺得當時健身房許多人練得極為辛苦，而且進步很多。

我們那時做最多的就是單手肩推。我們的方式經得起時間考驗。我站在機器前面，我的健身夥伴在一旁拿著鑰匙。

我已經數十年沒有想起這個鑰匙畫面。我們當時必須解鎖才能使用40磅以上的重量。教練將鑰匙放在辦公室裡，除非有教練在旁邊，否則沒人可以碰它們。當然，每個舊金山小孩都知道一個彎曲的鐵釘便足以開鎖，所以我經常偷偷

潛入，把健身房當自己家。

　　我會用右手做五下肩推。我的同伴會將重量加至50磅。我再做五下。我們一直持續這個過程，直到我無法完成五下為止。接著，有趣的部分開始了。我們將重量一次減少十磅，一直減至最初的40磅。我們稱它們為燃燒組（burnout set），做完後肩膀肌肉充血膨脹的程度令人難以置信。

　　當然，你現在不需要夥伴協助，只消用左手便能輕易移動插銷、調整重量。這招在當時效果絕佳，我猜想人體迄今沒太大變化，因此你今日不妨也嘗試看看。你可以用啞鈴從事這項訓練，或是像我們訓練團隊一樣，在地面擺上一排壺鈴來做這個基本訓練。

　　我學校的投擲校隊選手做了一番改良，希望提升投擲鉛球的能力。他們每次只做一下，但每下之間差異極大。他們認為速度變化對於投擲選手或拳擊手而言是絕佳的輔助訓練，此想法有助於提升投擲者能力，但我職涯多數時刻卻忽略這一點。可惡，我忘了使用這招，但下一代菁英投擲選手或許會記得。

　　執行這些單手訓練時，我們必定會注意到一點，那就是腰部非常痠痛。

　　我們以前將肋骨與臀部之間的區域稱為「腰部」，如今

則改稱「核心」，並收取大量金錢幫助你訓練它。

這正是從事單手肩推的重點之一：它從頭到腳挑戰著你。我並不是要大家打扮得像古代大力士，穿著豹紋衣物，留著翹鬍子，而是要提醒你：肌力運動有一項良好傳統，那就是單手把重量高舉過頭。如同其他絕佳的舉重想法，這個概念盛衰各有時。

我認為單手推舉有五大優點。

第一

全身支撐著單手訓練。這讓我們單手可以舉起更大重量，勝過我們運用雙手時的單邊力量。

讓我們說得更清楚一些。

若我單手推舉110磅，我有兩條腿與一個軀幹支撐它。

若我**兩隻手**都放上110磅，支撐的還是兩條腿與一個軀幹。我知道我單手可推舉110磅，但它的兩倍重量220磅將是極大挑戰。我的三角肌、三頭肌與支撐這隻手臂的整個肌群都備受考驗。

如果你單手推得夠重，那就是在給予這隻手臂超負荷。兩手推舉的重量加總肯定較重，但單邊可以推得更重。這對於肌肥大而言，幾乎就像是作弊。

第二

單手推舉是不對稱的動作，這應該沒什麼好驚訝的。重點在於**不對稱**的訓練更辛苦。

我強烈建議，當你單手推舉時，旁邊要有同伴或鏡子。當我推舉時，我基本上會讓下巴、胸骨與褲檔拉鏈保持在同一垂直線上（Chin-Sternum-Zipper line，又稱CSZ線）。當重量太重時，身體便會開始扭轉，請盡可能縮小偏離範圍。

最近有人問我：「當我開始扭動時該怎麼辦？」

「不要動。」

這個回答很聰明吧。

第三

單手推舉的設備需求較少。

在我的老舊健身房裡，我有一百一十三個壺鈴，但是其中有些重量太輕，不適合推舉。要讓四十名運動員全部推舉兩個壺鈴，那大家一定得輪著用，這沒什麼問題。但如果是用單手的話，所有人就可以同時推舉壺鈴。看到大家齊一動作，一起將重量舉起放下，這種感覺非常奇妙。

第四

使用單手舉起較輕重量，這是「動態恢復」的概念。
帕維爾曾分享一段軍中趣聞 ——

一群士兵辛苦鏟土，過了幾個小時後，其中一人問道，「報告長官，我們何時能休息？」

軍官回答，「啊，你把泥土丟遠一點，土飛在空中久一些，你就趁這個時間休息。」

我對於單手推舉休息的看法與這則笑話不謀而合。你就趁另一隻手訓練時休息。有趣的是，身體透過換手便能接受這樣的持續訓練。當然，如果你持續下去，每一下將會愈來愈困難，而這可帶到我們下一個與最後論點。

第五

單手推舉很自然地會導致組數時間拉長。若維持張力或負重的時間是健美與肌肥大關鍵，那換手繼續訓練肯定會增加時間。關於時間增加的細節請去問科學家愛因斯坦，但那些某隻手或腳打過石膏的人都曉得，靠著活動健康的另一隻手或腳可讓受傷的那隻手肌肉萎縮程度降至最小。身體是一個神奇的整體，只有一個血管系統，組數時間變長能帶來肌肥大效果。

據我個人經驗與其他嘗試過的人回饋，我們一致認為它是有效的。

我鼓勵大家做站姿單手肩推。我曾試過坐姿單手肩推（例如手術後），但將全部身體置於壺鈴下方出力有其價值。

若您從未做過單手推舉，請維持低次數（也許二～五下），試著習慣這個動作。我強烈建議你必須保持手腕與手肘垂直，如同臥推一樣。同樣地，請善用鏡子輔助。

我在教導這個動作時會用到幾個變化招式，它們的名稱很有趣，像是壺鈴底朝上式肩推（bottom-up press）與服務生式肩推（waiter press）等，但大多數時刻你只要記得將手腕、手肘呈一垂直線。

對於年長受訓者來說，單手推舉能動用到醫生弗拉迪米爾‧揚達（Vladimir Janda）口中所說的「隨年齡增長而衰弱的肌肉」。換句話說，若一個五十多歲男子問出經典問題 ── **若只能做一個動作的話，你會推薦什麼？** ── 我的回答將是「單手推舉」。

是的，此動作甚至用到臀肌。若你能用單手肩推一半體重，那屁股絕不可能下垂。

請試著增加單手推舉重量。雖然沒有針對此動作的比賽或獎牌，但它能夠帶來極大報酬。

　　若你身體對稱的話，或許可進階至借力推舉（push-press）或其他爆發力動作。但我強烈建議，除非你在其他基礎動作都達到對稱標準，尤其是拉與髖鉸鏈，否則不要輕易嘗試彈震式動作。

　　推舉是多數人最愛的動作，但是我們仍須從模式化、蝕刻與對稱的角度來檢視它。沒有什麼事情比起肩推或臥推大重量更令人滿足了。在訓練中加入一些棒式與單手推舉同時從事大量臥推，能讓你獲得長期進步。

　　你的肩膀也會感謝我。

　　苗條與肥胖的差距日益擴大。肥胖人口每年增加的速度，足以壓垮未來醫療照護系統。節食、飲食與減肥產業的所有人都想從中獲益，以至於我們聽到的一切營養建議幾乎都不乏專家反對意見。

拉

　　我最近讀的一篇文章提到，我們現在吃的高麗菜分量約是過去的三十分之一，而大頭菜（turnip）與甜菜（beet）正從餐桌上消失（我並不是鼓吹這三種蔬菜飲食法，儘管這比我們看到的一些飲食計畫來得好）。相反地，我們攝取太多玉米糖與便宜的碳水化合物，這讓我們外表像氣球一樣膨

脹，就像我們在購物中心看到的人那樣。

　　但在健身產業裡，愈來愈多身材精實的人遭遇體態問題，這些問題能輕易解決卻很少人做到。我在這裡指的是駝背、胸塌或是走路老態龍鍾。換言之，多數人做太多水平推動作，卻忽略水平划船，導致許多人圓肩、脖子前傾與含胸。

　　這不僅讓你看起來衰老，也會影響運動表現。

　　令人驚訝的是，這其實非常容易改善。我常聽到這種說法：「嘿，我有做划船！」可惜的是，多數人這個動作做太快了，甚至超過奧舉速度。這會導致二頭肌與下背容易受傷，主要負責拉的肌肉卻沒出到力。

　　我並不熟悉解剖學（雖然我曉得自己長怎樣，我會等你笑完），但我知道你背部有條名為「菱形肌」的小肌肉。菱形肌就像是驅動程式：你應該善用它，但你忘記了。

　　菱形肌能讓肩胛骨內收，但它非常樂意讓動力代替它的工作。我在前幾頁曾提及揚達，這位捷克神經學家與運動生理學家將菱形肌歸類為快縮肌，也就是他口中說的「相位肌」（phasic muscle）——隨著年紀漸長或疏於注意而變弱的肌肉。

　　忽視菱形肌形將令你變老。

　　若你想在十天內立刻看起來年輕，那就愛上菱形肌運動吧。透過幾個簡單動作，你可以重設模式、逐漸變強、找出疑難雜症，並讓你訓練時間更長久，同時改善姿勢、讓你看起來年經好幾歲。

　　一般訓練經常忽略菱形肌。操練這塊位於中上背部的肌肉有助於平衡你的訓練並幫助你站得更挺。此外，多數努力增肌者常有姿勢問題，這可能帶來軟組織困擾，最終形成長期問題。

　　讓我們現在就解決這個問題。

	模式化	蝕刻	對稱
拉	蝙蝠翼 （俯臥划船）	划船 引體向上 —— 健腹輪 模式，詳情後述	單手棒式划船

　　我們總從模式化開始。在做基本推動作時，我們習慣用速度與動力彌補虛弱小肌群的不足（或許只有我這樣），而這會帶來一些問題。我在拉方面用的基本模式化動作是蝙蝠翼，這是我近來最愛的動作。

蝙蝠翼

　　動作指導如下。拿起一對沉重的壺鈴或啞鈴，面朝下趴

在臥推椅上，將重量放在你的下方地板。將壺鈴／啞鈴朝胸腔方向拉，收緊你的肩胛骨，在最上方停留一秒鐘。當你覺得動作怪怪時，可以將拇指插入腋窩試試。從俯瞰的角度，你的軀幹看起來就像蝙蝠。從側邊看的話有點像啦。

　　這個動作不大，重量上下移動僅約六吋。你拉得愈高，肩胛骨擠壓得愈用力。每組做五下，共做四～五組。每一下都很簡單，類似等長收縮（isometric squeeze）動作。

　　當我首次在文章裡介紹蝙蝠翼時，我收到一個人寄來的電郵，他詢問我該如何做這個動作，因為從照片看不出來。嘿，這可是等長收縮運動 —— 不會顯示出特別動作的。就算拍成影片，也會看起來和照片一樣。如同我們常說的，「我只是說出事實而已」。

　　當然，最好能增加支撐時間與重量，但也得兼顧動作品質。任何人亂做都可以做很多下，但動作品質就像是西雅圖的晴天一樣，罕見但備受歡迎。

　　我最近一直在嘗試不負重方式的蝙蝠翼。這確實很簡單，但重點不易掌握。首先，將背靠在牆上。讓你的足部距離牆壁一或二呎，然後撐起身體。請確認臀肌繃緊。現在將手肘往牆壁壓，直到拇指抵達腋窩的位置。然後……，撐住不動。

我們發現，**不要**讓頭碰到牆壁會更好，因為脖子很自然地會想幫忙，但我們不希望這樣。這就是「空手蝙蝠翼」的做法，但如果你沒感覺到菱形肌在發抖，那可能是沒掌握到精髓。想提升難度的話，調整腳步即可。對某些人來說，同伴幫忙推肘便能提供足夠阻力，讓他們抓到出力的感覺。

順帶一提一件有趣的事：當我訓練各領域菁英時，在他們做完首組蝙蝠翼後，我會用一下巫毒帶並按壓他們的中上背部。此時會聽到類似機關槍的聲音，這些人通常會回應，「哇，這就是我需要的」。我並不建議隨便幫人「啪」開背部，但這個運動確實可減輕上背部累積的壓力。

老實說，我們可以停在這裡就好，因為我深知這足以改變許多人的生活。但讓我們更深入一些。如果（只是假設）你看到自己姿勢改善（這是有可能的），或有些人問你是否減重或做了「一些事」，那你可以進階至蝕刻等級、速度較慢的划船。順帶一提，被稱讚外表變好看，那感覺肯定不賴。這代表你的姿勢與身體回到原位。

水平划船

我們之中許多人需要重新將焦點與注意力放在水平划船身上。如今的選擇極多；當我年紀還小時，我們做的是雷

格・帕克（Reg Park）槓鈴划船與一些單手划船變化式。今日這類器械有數十臺，從簡單到複雜都有。

但重點在於放慢動作速度，並在最高點時用力擠壓。事實上，當你將槓鈴拉至胸部位置時，最好稍作停頓，至少數一下的時間。若無法做到，你可以減輕重量或結束這一組。

我最近發現了一件有趣的事。許多人划船出現對稱問題。我有一個有趣、簡單的測試方法，我將之稱為「人體棒式划船」。

引體向上

對我而言，測試拉動作的蝕刻標準一直都是引體向上。這個標準並不完美 —— 與我合作的運動員可以做很多下引體向上，但他們姿勢不佳、一副快往前跌倒的樣子。然而，引體向上仍有其價值。作家喬許・希利斯（Josh Hillis）曾說過，女生若可做三下引體向上與三下撐體（dip）的話，那她們肯定有辦法控制體脂肪。喬許表示，女性在這項動作的肌力與她們晉身「明星級纖瘦」呈現奇特正相關。

若一名男性無法做到一下引體向上，那顯然是有問題的。威爾・赫弗南（Wil Hefernan）指出，如果你能做十五下引體向上，那你應該具備從事大多數運動的能力。這種懸

殊差異（零下與數十下），令我們對於此動作能否幫助運動員產生困惑。

情況過於極端：有的人一下都做不到，有人卻可以做數十下。至少，他們是如此告訴我的。

多數人可從拉更多下引體向上得到好處，而這個基礎拉動作一直是最佳測試。當然，有些人做過頭了，但這種案例很少見。

帕維爾最近提醒我健腹輪非常好用，但你可能忽略我要說的重點：健腹輪與引體向上原理相似。整個前側動力鏈須閉鎖，好讓身體變成動作的一部分。在說完原理後，我們現在可以說關於健腹輪的笑話了。

中年男性應該用五下健腹輪取代一下引體向上。為什麼呢？我正發起治療「中年男子引體向上困難症」（Middle-Aged Pullup Syndrome，MAPS）的募資活動。

過了一定年紀後，男性做太多這個動作會引起手肘疼痛。經帕維爾提醒後，我引體向上每組僅做二或三下，但做很多組。這讓我免於傷到肘部，同時可以繼續做這個動作。若你引體向上時手肘會痛，那就不要採用高次數。做更多下並不會改善情況。

你可以改做健腹輪，如此一來既可獲得引體向上的好

處，又能避免手肘疼痛困擾。若手肘疼痛，那你得過一段時間才能再做引體向上。為了謹慎起見，我們寧願少做也不要多做。

單手棒式划船

這個動作實作比解釋容易。用一隻手抓住朋友的手或牢靠的柱子，將身體完美地支撐起來，不要亂晃擺動，往後傾倒並遠離你的朋友，直到你的手臂完全打直。現在靠自己划回垂直位置。若你有一邊撐不起來，或是划的過程中失敗，那你就是有對稱問題。

我用最基本方式解決對稱問題 —— 有問題的一側做更多下。和你分享一個祕訣：不是做一組二十下。想解決對稱問題，要把它想成是做二十組的一下。這個簡單的心態調整可以讓你很快地解決此問題。不要趕著做完，而是停下來做好每一下。

這真的有用。

若你有不對稱問題，槓鈴划船卻一組接著一組做，那你最後肯定會望向我並抱怨說道：「我下背部好痛。」千萬別這麼做！

一旦你重新喚醒菱形肌，不要亂做並達到對稱要求，你

會發現許多惱人舊傷獲得緩解。你可能發現自己用滾筒更難找到痛點，且預約整脊次數減少。更厲害的是，此法在短短幾週內便能見效。

髖鉸鏈

	模式化	蝕刻	對稱	彈震
髖鉸鏈	髖鉸鏈評估	保加利亞負重牛角包擺盪	單手髖鉸鏈（硬舉）	盪壺

　　我將與你分享最厲害的動作，可惜的是大部分人不知道如何做。

　　那就是髖鉸鏈。

　　其他教練以「臀部猛推」（hip snap）、「臀部猛擊」（hip slam）等不適當的名稱形容它，並用此動作教導年輕國三新手如何像NFL線衛（linebacker）一樣擒抱。光是正確學好這個動作，便足以打開膕繩肌（hamstring）的柔軟度。若你能用極大重量緩慢地做，肯定令你的朋友永生難忘。學習取得此動作的對稱性可以讓你的運動生涯免於受傷。

　　要是做得很快呢？那你一次可獲得減脂、提升爆發力與改善運動能力三項好處。盪壺是最高階的髖鉸鏈動作，但大家在日常生活、運動與健身時卻最常忽視它。

　　做好一組動作品質良好的盪壺，對於心肺能力將帶來極大挑戰，在肌力與體能方面則能提升後者。若我能傳授正確盪壺動作並鼓勵從事某種形式硬舉，那我可以肯定會對運動員帶來極大影響。

　　布倫・霍爾（Breon Hole）盪壺一直做不好，喬許・沃特（Josh Vert）請我幫幫這位女性，因為她幾下盪壺後，下背就會開始疼痛。在她做完兩下後，我要求她停下來，「盪壺不會害你背痛；罪魁禍首是姿勢不正確」。

　　布倫問道，「好吧，那我哪裡做錯了？」

　　我發現：我**看得到**問題存在，卻沒有能力解決它。我很清楚正確方法，我們可以推、拉並修正她的動作，但我不知道該如何解釋問題給她聽。

　　布倫膝蓋過於彎曲導致壺鈴太低，所有力量集中於她的下背部。我們有時將此稱為「深蹲式擺盪」（squatting swing）。

　　當我大聲說出這個詞時，我的舉重小世界變得明亮起來。

　　如你所見 ──

　　擺盪不是深蹲。

深蹲不是擺盪。

這是我教學生涯中最偉大的洞見。我們跑到白板前一起討論這個概念，它很快地發展成後來的「髖位移連續圖譜」。

髖位移連續圖譜

在短短幾分鐘內，我在自己的論壇上（davedraper.com）發布了這個主題討論串。

> 布倫與沃特問了一個好問題，我們成功解決了它，然後我打給登山好手馬克‧特懷特（Mark Twight）討論這個連續圖譜概念。布倫一直被教導要以深蹲姿勢做盪壺，她被告知：「若你蹲得不夠深，那你就是作弊。」
>
> 呃，不是這樣的……。
>
> 讓我們把它放到彩虹曲線或連續圖譜看看。
>
> 最左邊的是擺盪。
>
> 最右邊的是高腳杯深蹲。

從這個擺盪位置，人體能做到的最厲害動作是「髖鉸鏈」（最近愈來愈多人使用此名稱）。

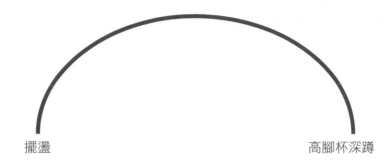

擺盪　　　　　　　　　　　　　　　　　高腳杯深蹲

　　帕維爾為這個概念補充許多想法。如同擺盪，髖鉸鏈涉及最大程度的髖部動作與最小程度的膝蓋彎曲。深蹲則是髖部與膝蓋**兩者**動作程度都很大。

　　因此，為了方便記憶——

　　髖鉸鏈（擺盪、跳躍）：最大程度髖部動作，最小程度膝蓋彎曲。

　　深蹲：最大程度髖部動作，最大程度膝蓋彎曲。

　　若你走路時遇到一隻響尾蛇，你本能地跳開，這個動作比較靠近圖譜的髖鉸鏈一端。若你第一反應是想要親吻響尾蛇，那這個動作會是深蹲。你如何反應取決於你自己，但我肯定會立刻逃走。

跳躍不好的人一開始膝蓋就彎曲太多，導致髖鉸鏈爆發力降低。深蹲不好的人過於彎曲膝蓋並忽略髖部動作。這個圖譜一勞永逸地釐清了我的想法。心智想像能改善體能表現，這便是少數成功案例之一。

我們加入一系列立定跳遠作為測試。首先，我們鼓勵運動員大幅彎曲膝蓋並「好好用上大腿」，然後要他們試跳三次。接著，我們要求他們盡量別彎曲膝蓋，但髖部動作要有爆發力。多數運動員用此方式能跳出最好成績三吋以內距離，也有不少人表現得更好。

最後，我們允許他們多彎曲膝蓋一點，但重點放在髖部爆發力上，然後讓運動員多試跳幾次，結果幾乎所有人都改寫個人佳績。

有些人盪壺時腿部過於僵硬，帕維爾將他們形容成「飲水鳥」（tipping bird），也就是腿部固定、身體來回擺動飲水的塑膠小鳥。隨著圖譜位置的改變，你可能注意到膝蓋愈來愈彎，但不會絲毫沒有彎曲。不論是做什麼動作，膝蓋一定都得略微彎曲。深蹲新手犯下的最大錯誤之一，就是他們在動作一開始或頂端時把膝蓋鎖死。

永遠不需要伸直膝蓋，只要保持微彎即可。

伸腿機與曲腿機在七〇、八〇年代風靡一時，現在回想

起來倒是挺有趣的。使用這些機器不會用到髖部或膝蓋大幅彎曲，但部分研究顯示這些動作會傷害膝蓋。

在訓練這一塊領域，我們應該順應自然。

有人抱怨擺盪害他們下背疼痛，這通常是因為他們將此動作做成了深蹲式擺盪。記得提醒自己驅動髖鉸鏈、折疊髖部或彎曲屁股……，無論用什麼口號，只要幫得上忙即可。

遇到有人抱怨深蹲傷膝蓋時，請他們花點時間驅動髖部。你必須**將屁股推回去**，才能做到髖鉸鏈。初次學習此動作時，多數人會過度彎曲膝蓋。你真的得讓膝蓋彎曲程度降至最低。

讓我們再複習一次公式。

　　深蹲：最大程度膝蓋彎曲，最大程度髖部彎曲。

　　髖鉸鏈：最小程度膝蓋彎曲，最大程度髖部彎曲。

模式化髖鉸鏈

髖鉸鏈的威力比深蹲更大。髖鉸鏈包括垂直跳、立定跳遠、抓舉、上膊與擺盪，同時涵蓋美式足球的擒抱與冰上曲

棍球的阻截。請把這個畫面輸入腦海，它不是緩慢的下蹲動作，而是動態十足的屁股迅速推回。請記住這個畫面。

模式化非常重要，我幾乎每天都做下面這個動作。

首先找一面牆，背對它。彎曲你的臀部，讓屁股碰到牆壁。距離牆壁約六吋遠，然後重複屁股碰牆的動作。往前移動一或兩吋，再次重複。持續做下去 —— 屁股碰牆，再往前移一點。

當你感覺到膕繩肌在燃燒與顫抖時，就是你做對動作了。就像弓箭一樣，這些箭弦可以產生令人難以置信的力量。

模式化髖鉸鏈聽起來有點怪，因為這其實就像大小便一樣自然。但當我們增加重量時，許多人就會開始作弊，他們不會把屁股推回去，反而改用股四頭肌。

針對這群頑固客戶（以女性發生問題居多），我會祭出髖鉸鏈評估測試（Hinge Assessment Test，HAT）。這非常難以解釋，但很容易示範，請看我們在YouTube上的影片 —— http://youtu.be/34saz57cxjs。

一張照片勝過千言萬語，這段影片更是如此。

蝕刻髖鉸鏈

下個動作既是教學也是訓練。在模式化之後，讓我們開始嘗試蝕刻動作。在我們的世界裡，蝕刻意味著緩慢的肌力訓練動作，它有助於將動作模式化，同時也為心血管系統帶來挑戰並改善肌力。

為了蝕刻髖鉸鏈，請使用使用沉重的沙袋、壺鈴或槓片，將重物抱在胸前，位置大概在胸骨與上腹部附近。現在開始彎曲屁股，重量仍壓在胸前。我通常會做一組五下的蝕刻，然後重複屁股碰牆的練習。

這個動作（我習慣稱它為「保加利亞負重牛角包擺盪」）能夠讓你放慢髖鉸鏈動作，同時教會你掌握動態動作的關鍵。在這裡，我們希望你採用腹式呼吸，找到正確髖鉸鏈的感覺，並繃緊核心以確保穩定性。此動作做快一點的話，你的膕繩肌肯定會發燙。請你以五下－十下－十五下－十五下－十下－五下做這些髖鉸鏈蝕刻動作。

或者你也可改用硬舉，這是一個很好的蝕刻選擇。多年來，我一直將硬舉兩倍自身體重奉為標準，以此判定某人是否脫離新手階段。這是衡量整體肌力、握力與訓練適當與否的絕佳方法。女生若能硬舉一點五倍自身體重，她們的運動表現肯定不錯，但我發現到（幾乎毫無例外），女性若能硬

舉275磅以上的話，那她們絕對所向披靡。

　　進到下一個動作前，讓我們花幾分鐘檢查對稱性。你需要一面鏡子與一個壺鈴。單手握住壺鈴並練習髖鉸鏈模式。如果你需要重新模式化髖鉸鏈，包括靠牆練習與做一些保加利亞負重牛角包擺盪，那也沒關係。

　　別忘了，要讓下巴、胸骨與褲檔拉鏈（CSZ線）保持在同一垂直線上。你握壺鈴的方式就像拿行李箱一樣，然後做幾下髖鉸鏈。正如多數讀者知道的，我非常支持做單手訓練，這個動作真的有助於穩定另一邊。若你發現自己被拉向一邊，請重新模式化前兩個練習。

擺盪

　　最後，我們終於來到擺盪。若我只能選擇一個動作，能夠燃燒脂肪、放鬆髖部與腿部，同時擁有迷人翹臀的話，那肯定就是擺盪了。請記住，若你在模式化、蝕刻與對稱還沒下功夫的話，請先花點時間做這些事。

　　若你的擺盪姿勢正確，那它將「一站式購足」你全部訓練的好處。若姿勢正確，擺盪能幫助你減脂，讓臀肌與股二頭肌痠痛無比。但關鍵在於「姿勢正確」，許多人根本亂教一通。那位電視名人（你知道是誰）推出壺鈴教學DVD，

裡頭的擺盪技巧毫無專業可言。

擺盪從側面看是個簡單動作，但學習起來有點難。請花點時間、精力與金錢，確保自己獲得專業指導。

美國運動委員會（American Council on Exercise）最新研究顯示，「我們認為盪壺是最能減脂的動作」。

報告還指出，「盪壺訓練每分鐘能燃燒20.2大卡熱量，這是飛輪（每分鐘9.8大卡）與傳統訓練營（每分鐘9.9大卡）的兩倍」。

你的標準是每次訓練可做七十五～兩百五十下盪壺，且隔天不會感到痠痛。這個範圍夠大，足以涵蓋為了訓練肌力而擺盪大重量，以及為了減脂擺盪小重量的人。

如此大的範圍稱為標準有點怪，但如同我告訴大家的，若你盪壺後感到下背疼痛，那絕對是**你自己**的錯，這代表你的髖鉸鏈動作不佳。我們不能容許此事發生。

我認為你可以一週盪壺三天、每次最少七十五下。我設定目標是一個月每天盪壺兩百五十下，此計畫效果極好，大家開始詢問我飲食習慣是否改變。我的飲食極差且吃喝太多，但自從這個計畫開始後，我的身形愈來愈棒。

盪壺效果就是那麼好。

另一方法是你可選擇一個數字（七十五下適合新手），

然後把它拆成二十或二十五下一組。

　　我最喜愛用以下方式執行「我做／你也做」的訓練，也就是五下－十下－十五下－十五下－十下－五下。

　　總共六十下，中間僅休息幾秒。若我們必須訓練心跳快速攀升與迅速恢復的能力，那我提供的這個方法可以為你所用。雖然你最多可以做五輪，但務必先嘗試一下，之後再安排晚餐與跳舞，或許吧。

　　30／30的方法也很棒。簡言之，你可以盪壺三十秒，然後休息三十秒，這能讓你在短時間內做很多訓練。如果你只有十分鐘，那不妨嘗試30／30。再加入一組農夫走路，這樣的安排也不錯。

　　髖鉸鏈的優點在於，它可以提升人體運動表現。請花一些時間打好基礎。我非常重視每項訓練都要打好基礎，不僅為了我自己，也為了那些接受我指導的好人。

　　你的挑戰很簡單：**做就對了！**

深蹲

	模式化	蝕刻	對稱
深蹲	門把練習 高腳杯深蹲	雙壺前蹲 前蹲舉 背蹲舉 過頭蹲	單邊蹲舉

我對於肌力與體能界的最大貢獻起始於一個故事。

多年前，我面對四百位深蹲做不好的運動員，我手把手地指導動作，希望他們學會深蹲。

但每一次都失敗。

我在教導一個小孩前抱式深蹲（Zercher squat，重量放在手肘彎曲處）時看見一絲希望；而當我們將壺鈴像球一樣抱起來時（即馬鈴薯袋深蹲，動作像是從地面搬起馬鈴薯袋），有些人因此掌握到動作模式。但有效的方法並不存在。

事實上，答案介於前抱式深蹲與馬鈴薯袋深蹲中間。

有次我在盪壺組間休息時，壺鈴持在胸前，就像是我捧著聖杯一樣。我順勢蹲下去，手肘將膝蓋往外推，我才恍然大悟，這不就是高腳杯深蹲嘛！

沒錯，深蹲就是這麼容易。這是人體基礎動作，只需要提點一下，你就知道該如何做。

深蹲對於肌肉與肌力帶來的好處，或許大於其他所有動作加總。但要是做錯的話，它帶來的傷害也很大。

讓我們從最簡單的動作開始。找到一個沒人注意你的地方，慢慢蹲下來。蹲到最底時，用手肘將膝蓋往外推。放輕鬆……再蹲低一點。你的腳應平放於地面上。對於多數人

而言，這個小動作（手肘將膝蓋往外推）能讓深蹲從此變得簡單。

接下來，試試看這個練習。站在離門把一個手臂長的距離。雙手抓住門把並挺起胸膛。如何挺胸？想像你在加州海灘，有一名泳裝模特兒經過你面前。當我要求一名運動員如此做時，他立刻挺起胸膛、下背繃緊，穩定整個上半身。他的闊背肌些許伸展，肩膀稍微後收。

現在，往下蹲。

大家此時會發現一個基本生理事實：我們雙腿並不是像柱子一樣插在軀幹下方，反而比較像軀幹懸掛在兩腿之間。當你往下蹲時，雙手打直，往後傾倒，你將發現重訓的一大關鍵 ——

你蹲在兩腿中間。

你不是像手風琴那樣伸縮，而是在雙腿之間下沉。

光看不練是不行的，**現在就做做看！**

高腳杯深蹲

現在，你已準備好學習史上最棒的重訓動作 —— 高腳杯深蹲。拿起一個啞鈴或壺鈴，將它靠在胸前。拿壺鈴的

話，雙手握住提把兩側。若是啞鈴的話，直立地托住上端，就像你在胸前捧著一個高腳杯。

這就是「高腳杯深蹲」的由來啊。

把重量抵在胸前，深蹲下去，目標是讓手肘滑過膝蓋內側。你的手肘是往下的，讓它推動你的膝蓋，下蹲時將膝蓋往外推。

在健身房學習動作要掌握一個關鍵，那就是：讓**身體**教導身體該怎麼做。請聽好：**不要想太多！**當你想著該如何執行動作時，通常就會出現問題；讓手肘輕輕滑過內側膝蓋，好事自然會發生。

運動員想得愈多，愈可能搞砸一切。不相信我嗎？等你加入籃球隊遭遇危急關頭時，便會知道我所言不假。比方說，你的球隊落後兩分、比賽結束只剩三秒，你得完成三分打（兩分球投進，對方犯規，加罰一球共獲三分）才能反敗為勝。若你還覺得思考是個好主意的話，再回來找我。

我不確定是否該告訴你，但實情是：高腳杯深蹲是大部分人都需要的深蹲動作。若槓鈴在你背蹲舉時造成傷害（我不予置評），在前蹲舉時害你手腕疼痛（我最好閉嘴），有氧教練也禁止你用跳箱做單腳蹲變化動作，那你可以試試高腳杯深蹲。說真的，一旦你舉起超過100磅的壺鈴，然後高

腳杯深蹲每組十下做好幾組，那你隔天早上可能驚訝地發現，自己如廁竟然可以蹲那麼低。

至於雙腳擺放位置，最簡單原則是你連續垂直跳三次，然後往下看。這大概是你每次深蹲時腳該放的位置。你的腳應該有一點外八，但多數人低頭看時，會發現自己外八過於嚴重。過猶不及都不好，一點外八就可以。

有個重點要提醒一下。高腳杯深蹲與我先前提的所有練習，都可以教導你模式化動作。除非你打好模式化基礎，否則不該越級挑戰。我甚至認為，除了你能證明自己擁有穩定性、柔軟度並掌握深蹲模式化動作（這是最重要的），否則我不會讓你嘗試前蹲舉與背蹲舉。

雙壺前蹲

在高腳杯深蹲之後，我們現在要學蝕刻蹲舉動作（緩慢肌力動作），雙壺前蹲（double-kettlebell front squat，DKFS）便是其一。重量維持在前方，這代表整個核心必須繃緊。此外，即便拿著兩個壺鈴，你仍然可用手肘將膝蓋往外推。

雙壺前蹲以奇特的方式累死你：就像遭到巨蟒纏住一樣，你會慢慢地窒息而亡。這種壓力也能教導你在蝕刻過程

維持緊繃。此外,它透過施壓方式讓你上背部獲得充分鍛鍊。大家忽略了這個建立肌肉與肌力的方式(持續擠壓肌肉系統的動作),也找不到更好的詞彙形容它。

　　運動員建立模式後便可進階至蝕刻,我們預期他們很快地便能深蹲自身體重重量,這是蝕刻的標準。我再說一次,若你能背蹲舉十五下自身體重,那你已經非常強壯了,應該沒有什麼運動難得倒你。

單邊蹲舉

　　單邊蹲舉提供一個獨特方式來強化整個身體,也就是單邊負重。這個動作很簡單:拿一個壺鈴並做上膊(clean)。將壺鈴緊靠身體(我建議拇指碰到上胸,前臂貼著身體),然後下蹲。

　　還記得髖鉸鏈章節提到的「CSZ線」概念嗎?這裡同樣適用。由於只有單邊負重,因此身體會產生一些扭曲與傾斜。在深蹲與起身過程中,記得下巴、胸骨與拉鏈要保持在同一垂直線上。

　　若做不到的話,請追究到底。

　　多年前,我的腳受傷,我以為已完全康復。但我無法讓自己身體**不**偏移(左髖部受傷,單邊蹲舉到底時,身體會轉

向右側）。我花費大筆金錢開刀解決此問題，如今我在單邊蹲舉底部也能保持完美的CSZ線。幸好，我那時並未加入彈震式動作，否則我的身體零件可能會脫落！

負重提攜

我發現有些事物能大幅提升運動員特質，成效比我運動生涯嘗試的其他東西都厲害。毫無疑問地，做對動作可以徹底改變運動員。我自己就是最有名的例子。迪克・諾特梅爾（Dick Notmeyer）建議我要常做深蹲且蹲得夠低，令我蹲舉重量在四個月內從162磅增加至202磅。儘管我臥推比多數人強，但我很少練深蹲，導致我的體重比較適合滑雪而非投擲鐵餅。

幾年前，我遇到一位名叫泰德（Ted，改名以保護當事人）的學生。他的問題很有趣：他是一個厲害的健力選手（深蹲、硬舉與臥推表現優異），且十分熟悉兩項奧舉動作（抓舉與挺舉）。換言之，他不是幻想一夕成名的新手菜鳥，也不是網路戰神。他真的是一個狠角色。

當他向我尋求建議時，老實說，我在重訓室能幫他的有限。這邊提點一下、那邊指導一點，我差不多黔驢技窮了。隨著訓練接近尾聲，我們來到戶外做「終結組」。

「你想做提攜、農夫走路或推雪橇嗎？」我問道。

「我從沒做過任何一項。」

太好了，我心想，我終於派上用場了。

他第一次嘗試雙手各持105磅的農夫走路槓，時間僅維持幾秒、步伐不穩如同醉漢。當然，在幾杯黃湯下肚與暢談後，我們幾個小時後也可能醉成這樣。

他可以從地板上拉起數百磅重量，卻沒有足夠的穩定性（交叉肌力），以至於農夫走路槓走不了太遠。我嘗試讓他熊抱一個150磅的沈重背包行走，但他喘不過氣、像是被掐住喉嚨似的。講白點，他的氣管幾乎撐不到五秒時間。

太好了，我可以幫得上忙。

過了幾週後，我接到他打來的電話，「丹，你真是天才（謙虛如我有些臉紅，但點頭如搗蒜）。我的硬舉進步了（從500磅出頭到550磅以上），而且我身材更厚實了。」

我並不意外。再說一次，在我教練與舉重生涯當中，負重提攜是我見過**最厲害**的工具。

負重提攜

我將提攜分為三類。實際上是四類，你稍後會懂的。

手持重量

這是最簡單、最常見的方式 —— 拿起一個或兩個啞鈴／壺鈴，然後開始走路。

單手提攜

侍者走路 —— 想像自己是歐洲餐館的服務生，單手伸直將重量高舉過頭。這舉起的重量通常最輕，而且對於肩膀的訓練效果很好。

提行李箱走路 —— 單手提起重量行走，像在機場拿行李箱穿梭一樣。這會讓重量另一側的腹斜肌隔天很有感覺。

架式走路 —— 通常以壺鈴完成。將壺鈴維持在架式位置，也就是如同上膊姿勢、將重量置於胸部上方。這是一個很棒的補強動作，且可以訓練到腹肌。

雙手提攜

推舉走路 —— 雙手持壺鈴做侍者走路，但當你移動時壺鈴也會跟著動。不要做到力竭，因為它不僅看起來很危險，實際上也是如此。

農夫走路 —— 素有「提攜之王」稱號。兩手各持一個壺鈴，像提兩個行李箱一樣，盡量愈重愈好。你可以把重量

加到很大或距離拉長。我最喜歡方式是提起極大重量走得很遠。

雙壺鈴架式走路 —— 同樣地，你必須練習才能執行此動作，但這可以讓你學會如何在壓力下呼吸。

混合走路 —— 在這裡，我們一手做侍者走路，另一手做農夫走路。這個方式非常有趣，能讓你學習如何在行走中穩定核心。

背包

這一類提攜物品包括背包、沙袋與負重背心。我個人偏好使用老式圓筒包或愈野背包。任何一家雜貨店都有賣軟水鹽或除冰鹽。你可以低於十美元買到150磅。其實在很多情況用沙比較好，但冬天我總在車道灑鹽除雪，買鹽可以同時滿足訓練與安全需求。

基本的背包提攜非常簡單。只要使用後背包，將重量置於肩膀或熊抱負重即可。最理想裝備是背包或背心，如此一來你可以空出雙手。

熊抱負重是很棒的訓練方法。你的內在壓力會激增，胸口負重令人呼吸困難，你必須更用力才能將重量維持於地面上。整體來說，它非常有趣。

雪橇

　　這個方法很簡單：用背帶或拉帶勾住雪橇車，然後開始拖行。除了雪橇車外，你也可採取手推汽車、上坡（前進與後退），或是善用現今健身房新進推的設備。

　　這些動作單獨做都不錯，結合起來效果更佳。我自己做過最困難的挑戰是，雙手各持105磅重量農夫走路、背包負重150磅，後面還拖著一臺雪橇車。但有些組合的效果比較不好 —— 混和走路或任何形式的推舉走路與其他動作結合，通常會讓你面臨極大挫敗。

　　依照我的經驗，你接下來的問題應該是：**這些動作的學習順序為何？**

第十六章

學習順序為何？

讓我們**複習**一下學習順序 ──

　模式化 → 蝕刻 → 對稱 → 動態

	模式化	蝕刻	對稱	動態
負重提攜	農夫走路 背包提攜	推車 雪撬車	侍者走路 提行李箱走路 單邊架式走路	上坡衝刺 雪撬車 （若技巧正確）

　　進階太快會帶來許多問題。我從農夫走路開始，因為它能迅速地教會你模式化化動作。

　　我過去總糾正學生，不准他們轉頭聊天，但我後來發現農夫走路槓教導他們更多東西。你的身體必須站直，不要彎腰駝背，眼睛應該直視前方。

　　我發現美國鄉村歌手強尼・凱許（Johnny Cash）歌曲裡提及的「勇往直前」（walk the line，走直線之意），對於教導大家如何維持上半身姿勢穩定有其幫助。

　　老實說，光做這個動作便能讓人一路順遂愉快。

　　我發現走直線的方法很棒，很容易看出一個人是否失衡。當然，造成失衡的原因絕對是一大問題，但我發現無法保持平衡能讓人立刻察覺自己的狀態（「哦，我明白了！」）。或許也可從這裡繼續進階下去，因為這些不對稱動作將為多數人帶來極大效益。

　　熊抱背包行走也有基礎等級的版本。它比農夫走路更高一階，但這種提攜方式能教你如何腹式呼吸，成效比我知道的其他動作來得好。

　　一旦農夫走路動作模式建立好，我們便會加入推的訓練。徒手推汽車是不錯的開始，但今日健身房有大量器材可供選擇，後者不須出動司機，安全性也更高。

　　之後，在對稱訓練方面，侍者與提行李箱走路能迅速暴露我們技能或生理結構的缺陷。

　　以高速進行的動作（如推雪橇或上坡衝刺），對於運動員的幫助很大。當我擔任中學田徑教練時，我發現每週兩次上坡衝刺令我們隊伍的投擲能力進步不少。雖然整體訓練量

很低（通常僅兩次衝刺），但後續效益極為明顯。如果山坡夠陡的話，你可以把它們想成是爆發式單腿蹲訓練。

　　我經常告訴大家，若你能做農夫走路與上坡衝刺，那你已經很厲害了。

　　許多人首次嘗試農夫走路時，雙手可各持自身體重一半重量。負重提攜沒有完美的標準，因為它的變化與選擇無窮無盡。但可以肯定的是，能夠提攜自身體重兩倍（雙手各持自身體重重量），代表你的肌力水平高人一等。

　　接下來，我們要探討的是 ——

提攜重量與頻率

　　我們指導的高二學生農夫走路每隻手可提85磅，而在我後院團練的傢伙每隻手可達155磅。在與別人較勁時，我用農夫走路槓能夠提得更重，但我建議你別這麼做。無論你現在提攜多重，都是好的開始。

　　能提起一袋重達50磅的鹽或沙，便算是非常厲害。你可以去居家用品賣場購買手推車的籃子（只要裝東西的部分），將它打洞後穿過繩子，並將繩索一端接上背帶，你的第一臺雪橇就大功告成了。

　　至於雪橇負重重量，我一開始是從別人不要的水泥與一

堆石頭開始。

擁有兩個啞鈴或壺鈴、一個手推車籃子、一條背帶、一個負重背包與一些沙石，你在訓練方面已經贏在起跑點。

提攜距離、次數與時間

這得視情況而定。我通常告訴大家先試試農夫走路，之後將負重背包置於胸前並行走。別走太遠，也不要做太多，先熟悉一下就好。

我們每個動作很少超出「基本款」範圍，畢竟我們已努力在每一組增添一些變化。精通模式化、蝕刻、對稱與彈震式的人，只要靠著以下這些基本款動作便能執行不錯訓練。

- 提行李箱走路
- 農夫走路
- 負重背包＋提行李箱走路
- 負重背包＋農夫走路
- 拉雪橇
- 熊抱沙袋＋拉雪橇
- 負重背包＋拉雪橇
- 負重背包＋農夫走路＋拉雪橇

　　這八個基本動作用到的裝備最少，但你得付出很大努力。

　　而當面對「**要走多遠？**」這個問題時，我通常會回答「不要太遠」。你之後就會知道原因。

　　一週進行三次某種負重提攜，但應該挑其中一天做「所有動作」。在你攻克這些動作時，你會非常積極熱切。農夫走路與熊抱背包是我個人最愛動作，而對於多數人來說，它們通常也是報酬率最高的動作。

　　等你連做三週這些動作後，再回來找我。你的握力肯定會變好，雙腿更壯。你會發現健身房沒有那麼可怕艱難。你看起來更精實強壯。

　　哦，不必多謝，我很樂意幫忙。

第十七章

第六個動作

　　在我的健身介入法工作坊上，有位聽眾問了一個很棒的問題。

　　「丹，那其他訓練該怎麼辦呢？」

　　哦，我明白大家的疑惑。你一直到對稱階段才看到單手動作，而單腳訓練連影子都沒有，中間的落差該如何補上呢？

　　其他訓練都歸類為第六個動作。更精確地說，其他訓練都是五大動作加一，例如單跪姿推舉、地雷管、單臂俯衝轟炸機伏地挺身、砍劈、划船、旋轉單腿硬舉搭配划船（我稱之為 HATwings），或是丟藥球。這些都是「第六個動作」或「五加一動作」。

　　別誤會。我並不是說第六個動作不如前五項，我的意思

是，其他動作也很重要，需要訓練，但不能取代髖鉸鏈或負重提攜。

　　我們深知成人需要補強許多東西，但現代訓練經常忽略這一塊。儘管已有人嘗試解決此問題 —— 你可以看到有人在當地健身房做一些弓步蹲，也有許多場館專注於基本動作矯正，但很少人重視地板運動。我印象中沒看過有人在公共健身房翻滾，而除了捲腹或仰臥起坐外，沒什麼人會把背部靠在地上。

　　若我記得沒錯的話，美國每年跌倒受傷而死的人高達兩萬八千人。如果你開車都有繫安全帶，也沒有抽菸習慣，那跌倒便是躲在角落算計你的魔鬼。除了加裝欄杆與添購防滑墊之外，大部分的人在預防或因應跌倒一事都做了什麼呢？

　　答案是，什麼都沒做。

　　我使用土耳其起立作為我的「五加一動作」。土耳其起立始於地板，通常以壺鈴負重，動作涵蓋轉向、髖鉸鏈、高跪姿、弓箭步與起立，然後在你的穩定控制下，再度回到地面。

提姆・安德森

　　我向提姆・安德森請教我們該如何回歸基礎，他是《身

體重置》（*Pressing Reset*）一書作者。提姆相信我們必須找回身體原始能力，回到我們剛出生時！

以下是他的建議 ──

大部分的訓練計畫忽略了地板訓練。多數人沒有花足夠時間待在地板上，也沒有好好學習如何從地板起身。

讓我們以孩童為例。他們建透過學習運用四肢並從地板站起建造強健的身體。他們翻滾、匍匐前進、爬行並蹲跪，最終學會站起來。靠著這個方法，孩童發展他們需要的活動度、穩定性與肌力。

多數成人做的事剛好相反。我們花費大把時間遠離地面。坦白說，如果可以的話，我們希望連動都不要動。這導致我們賴以為生的活動度、穩定性與肌力下滑。我們愈活愈回去。

或許，稚嫩的做法也有參考價值。若我們花多點時間待在地面，我們就能打造強健身體。土耳其起立是一項好運動，原因就在這裡。它讓你回到地板上，允許你以類似孩童的動作模式移動。憑藉這個方法，你將重拾原本的活動度、穩定性與肌力。

讓我們透過孩童的眼睛來看土耳其起立。一開始是躺

著，然後翻身坐起，慢慢變成三點支撐地面。從三肢著地慢慢變成單跪姿，最後從這個姿勢站起來。

　　基本上，土耳其起立仿效的是孩童從躺到站的過程。將壺鈴高舉過頭可以提供額外的阻力，與寶寶不成比例的大頭對於他們帶來的負擔類似。土耳其起立是一個很好的刻意練習，讓你模仿孩童起立。

　　我剛剛有提到，孩童靠這個方法建造強壯身體。

　　我們成人得花更多時間待在地板上。事實上，只要坐在地板並做幾組重置動作，便有助於你打造強健身體。我特別喜歡一個動作：雙手與雙膝接觸地面，並靠著胸骨（sternum，大胸部之意）來回擺動，我將它稱為「搖擺」（rocking）。我知道，這名字很怪。

　　搖擺能幫助你重置身體並修正動作。它可以刺激前庭系統（vestibular system），也就是你的平衡感系統；它也能打開你的髖關節。它能迅速改善深蹲或擺盪，反射性地刺激手臂肌肉與核心，同時強化髖部到肩膀的連結。你也可加進幾個伸展脖子的動作：當你四肢著地時，把頭抬高再低頭即可，你會發現核心肌肉被喚醒，就像是點亮聖誕樹一樣！

　　換言之，搖擺有助於你穩定核心。它讓你的身體做好移動的準備。

我喜歡的另一個動作是翻滾。翻滾能夠建立旋轉肌力與穩定性，協助穩定全身，讓身體有效率地將力量從一側轉換至另一側。光在地板上翻滾，便能讓你變強壯。翻滾也能刺激前庭系統，並提供大量本體感受給大腦，進而改善你的動作模式。你翻滾得愈好，移動能力就愈好。

翻滾與搖擺都是絕佳的重置動作。兩者能幫助你重新打好動作基礎，務必將它們加入你的訓練計畫裡。它們真的可以重置你的身體。

此外，它們與土耳其起立搭配良好，相得益彰，後者裡頭便涵蓋翻滾與搖擺。

請記住，你投入於地板運動的時間絕對都是值得的。幼兒與孩童用正確的方式建立肌力，我們透過模仿他們而受益。若你想變得強壯或改善健康，請務必學會如何起立、趴下、翻滾、匍匐前進與爬行。請像個孩童一樣行動 —— 回到你年紀還小、什麼事都不會的時刻。

～提姆・安德森，《變身防彈超人》（*Becoming Bulletproof*）共同作者，個人著作包括《身體重置》與《養成健身習慣很容易》（*Fitness Habits Made Easy*）。

　　提姆是我工作坊的同事，他非常專業。請注意，他並未建議大家做那些充滿男性氣概的動作，而且他的訓練方法非常全面、適用於各年齡層。老實說，我們有時會陷入「舉重乃是人類與槓鈴間戰爭」的迷思，但我們多數人也需要一些時間重新因應意外、受傷與無知帶來的問題。

　　對了，談到「誰讓意外、受傷與無知影響他們身體」時，我第一個舉手承認。

土耳其起立

　　我與提姆都認為土耳其起立是最簡單、基本的方式，能將上述動作的一切優點加到你的訓練裡。建議你找個負責任的教練，幫助你正確地學習此動作。我花了好幾年才學會土耳其起立，想正確教導此動作須付出更多心力。

　　老實說，並不是所有人都得精通土耳其起立的一切步驟。讓我與你分享我是如何教導成人學會這個動作的。

　　我用六點位置展開動作教學。這六點是手與膝蓋放置於地板的位置 —— 兩隻手、兩個膝蓋、兩隻腳，你懂得……總共六點。

　　我先讓他們做脖子伸展，將脖子抬高、放低，試著回頭看，一邊結束換另一邊。之後，我要他們做提姆口中的「搖

擺」，然後將髖部推回至輕微深蹲位置。

有趣的是，許多人說他們做不了深蹲，但他們第一次嘗試搖擺就成功。

對於我旗下許多成人客戶來說，這將是他們這輩子花最多時間於地板訓練的時刻。

接著，請平躺下來。關於這個練習，我有一項簡單原則：請你做完每一下後，讓頭部休息。

這是為什麼呢？

原因在於，成人經常使用頭部啟動起立。從多數人如何做仰臥起坐便看得出來：他們就像汽車撞擊測試的假人一樣不斷撞擊地板。我不喜歡「核心」這個詞，但我更無法忍受的是許多人以為核心位於脖子前側與下背。教練的工作在於「重新連結系統」，這話說的一點都沒錯。

在史蒂夫‧伊爾格（Steve Ilg）著作《身體完全改造》（*Total Body Transformation*）裡，他提到「體適能」（fit）這個詞起源於古北歐詞彙「打結」（to knit）。我認為這個解釋非常好，不僅闡述體適能在我們生活與社會扮演的整合角色，也教導我們該如何看待核心。馬克‧程提出「身體四個結」理論，意思是：從你的肩膀到髖部都該像鐵網圍籬。

我曾遇過一場車禍。汽車撞斷柱子，但被充滿彈性、

強韌的鐵網圍籬給攔下。你的核心也該如此，強韌且保持彈性。

我們要從平躺進階至基本轉身。手肘與身體成45度（手肘伸直是90度，沿身體兩側朝下是0度），靠肘部緩慢地轉身。

記得，每一下頭都要躺平觸地！這就像是躺在地板上，然後聽到電視傳來聳動消息，於是你起身，直到上半身僅剩單邊手肘接觸地面，之後恢復至平躺姿勢。我將此動作稱為「轉向45度」（Rolling 45）。

從這個姿勢，你可以再練習轉身。安德森曾分享另一個技巧：當你靠著單腳腳掌（以右腳為例）出力轉身時，將右腳挺直，讓它引導你轉向左邊，讓腿擔任引擎的角色。僅靠你的腿轉身並回正，由右至左轉向，直到你感覺全身都參與其中。

別用你的上半身幫忙！

這些動作能教導並提醒你的身體如何在地面移動。六點著地、轉向45度與轉身都是很棒的方法，能喚醒我們在孩童時期學會的原始動作模式。

我們經常發現，大家做土耳其起立會有問題。我們在卡洛斯朋迪（Crosspointe）或土狼點（Coyote Point）這些壺鈴

俱樂部上課時會做數十次拆解動作。

正如布雷特·瓊斯提醒我們的，「這是一場練習，不是技能展現」。在我看來，成人需要更多練習，因此我們採用許多不同方式拆解土耳其起立，雖然那些拆解動作不常見。

事實上，這是為了讓你最終能完美無瑕地做到每個動作，不必多想就能完成全程。

而有趣的地方就從這裡開始，因為第六個動作（五加一）可擴展至地板轉身以外的範圍。

史蒂夫教練

以下為史蒂夫教練提供 ——

你一定聽過這句俗語，「我可以把一個人丟得多遠，我就有多信任他」。我認為，丹·約翰一定非常信任那個人，因為他可以把人丟得老遠。但我必須向你坦白一件事，我或許可以把這位仁兄抬起來做各式動作，包括前蹲舉、爆發式上膊、臥推與負重行走等，但我的投擲能力弱到爆。這是一個大問題，因為投擲是第六個人體動作（如同蹲、髖鉸鏈、推、拉與負重提攜），涉及到旋轉爆發力的應用。

投擲是彈震式的旋轉。手投出去的事物會順著軌跡

走。力量起始於地面，經由身體直接傳遞至你想拋擲的東西，透過你核心周遭協調肌肉的旋轉力量。而這也涵蓋出拳在內，勾拳、上勾拳甚至刺拳都涉及旋轉。

但旋轉力量藏在許多其他運動的動作裡。當你做以下動作時，你會產生與抵抗旋轉力量 ——

跑步	跳躍	改變方向
擺盪	發球	截擊
踢腿	擒抱	砸球
閃躲	轉身	揍別人的臉
做愛	單手、單腳動作	

如你所見，幾乎所有運動動作都涉及到旋轉力量的使用或抵抗。那我們該如何訓練投擲這個人體基礎動作呢（特別是像我這樣小時候沒玩過球類運動的人）？

步驟如下 ——

轉動

一切起始於地面。施加旋轉力量的動作模式，從基本翻滾開始。你沒聽錯，我們新生兒時期透過在地面翻滾的方式

學會投擲。地板提供更多穩定性，允許小孩拆解動作以方便學習。我們運用雙手或雙腳起身，避掉跌倒與受傷的風險。

　　地面也允許我們抵抗重力而非穿越它，後者顯然複雜許多。作為成人，我們擁有許多更好的方法，能夠安全地提高脊椎穩定性與活動範圍。以下是土狼點壺鈴俱樂部採用的幾種方式 ──

　　　　平躺於地，僅用雙腳起身

　　　　平躺於地，僅用雙手起身

　　　　土耳其起立－肘撐

　　　　負重側臥

　　　　轉向45度

　　　　轉向45度至T形

　　　　半程土耳其起立

　　　　土耳其起立－終極旋轉運動

扭動

　　一旦站起來，我們便開始在空間裡扭動。對成年人來說，這非常像是四處走動，我們根本不會多想。我們將東西撿至另一邊、揹起後背包、將器材搬至房間另一側，這些都

是旋轉力量的蝕刻應用。

我們也抵抗旋轉力量，像是在開車或騎自行車時維持直立、承受不平均重量，或是將自己支撐在單邊伏地挺身位置等。大家做很多這類動作卻不會多注意。

其中一些動作是常見的受傷原因，因此很多針對它們的訓練都來自於復健界。簡單列出幾項 ——

任何負重的旋轉動作

單跪姿推舉	單跪姿砍劈
單跪姿舉起	旋轉划船
單手臥推	單手伏地挺身
單手划船	單手推舉
單手前蹲舉	借力推

當我們還是孩童時，一旦變得強壯、穩定度提高，我們便開始亂丟東西，像是把整碗麥片丟到房間另一頭，或是把鑰匙扔進馬桶等。作為成年人的我們，一旦從轉動與扭動訓練中獲得同樣好處，就是我們恢復投擲的時刻。藥球在這方面的訓練是最熱門的工具，但其實你想丟什麼都可以，不要被抗議就好。

彈震式訓練目的是使盡全力，而這是肌力與加速的成

果。你也可以投擲壺鈴，只要你夠強壯且樓下鄰居不在家的話，但投擲較小的物品（像是藥球或六罐可樂），或許更有助於彈震式訓練。

以下是幾項彈震式投擲訓練，其中部分與丟擲東西無關。

過頭扔	低手扔
跨步投	站姿側轉
抱摔	啞鈴抓舉
單手盪壺	單手壺鈴抓舉

如你所見，訓練投擲動作模式的方法有千百種。從地板訓練開始，簡單地翻身。說真的，投擲的感覺太爽了，你肯定會愛上 —— 這是一件好事，因為如同其他五個人體動作，你每天都應該練習投擲（轉動與扭動）。一天都不能少。

～史蒂夫‧萊貝特

一切始於地面

一旦踏上第六個動作之路，你可以選擇的方向就多了。這就是玩遊戲能改善體能的原因，你在毫無固定結構、動態變化的遊戲裡執行所有人體動作，而且做起來充滿樂趣。老

實說，若多數成年人每天下班後都玩遊戲的話，那我肯定會失業！

但他們不會這麼做的。

這讓我得以保住工作！

順帶一提，土耳其起立涵蓋所有人體基礎動作，這就是帕維爾等人堅持光盪壺與土耳其起立就可組成不錯課表的原因。

推

基本上，土耳其起立就是單手支撐的動作。在整個動作過程中，你的兩隻手（一隻手撐在地板，一隻手負重）在持續負重情況下旋轉。

拉

這不太容易看出來，但你的肩膀支撐轉動時需要適當拉的力量。

髖鉸鏈

當你從單手支撐變成雙手離地姿勢時，髖鉸鏈便派上用場。事實上，這本身就是一個很好的練習動作。

蹲

在高舉重量後，土耳其起立剩餘部分就是蹲的動作。

負重提攜

負荷重量愈重，土耳其起立做起來愈辛苦。

我與提姆、史蒂夫三人皆同意，一切**始於地面**。我們從這裡學習一個又一個動作，直到能夠跳躍、衝刺與投球。是的，第六個動作模式涵蓋的一切都非常重要，而更重要的是，它們非常好玩。

第十八章

第九個問題

──你願意改正自己的問題嗎？

帕維爾與我分享一個很棒的想法：時間對於運動員的運動生涯非常重要。對於多數運動員而言，肌力訓練與技術的關係就如陰陽，但這不代表他們每週花在這兩項特質的時間必須各占一半。

我不斷忽略這個道理，直到我終於把它貼在牆上。我也必須多多留意。

- 改善肌力要能幫助到運動員。
- 改善技巧要能幫助到運動員。
- 改善肌力與技巧當然要幫助到運動員！

因此，專項運動員訓練時間並不是拆成一半（一半時間

舉重，一半時間改善技巧），而應該像這樣 ——

- 80%的時間分配給專項運動。
- 10%的時間分配給肌力訓練。
- 10%的時間分配給矯正動作。

　　若你每週訓練十小時，其中兩小時應花在訓練基礎人體動作、改善活動度與動作矯正，八小時花在專項運動。

　　這個概念也能套用於減脂。你大部分時間應花在採購、準備食材與烹煮。你的精力應該用在對抗生日蛋糕、撫慰食物，以及「只吃一點點就好」的垃圾零食誘惑上頭。肌力訓練將提高你的肌肉量，矯正動作讓你感覺更好，如此一來，動作品質獲得改善，你也更願意運動。

　　運動員就該做專項運動並讓訓練發揮效用。其他人應該多運動、吃得營養，並過健康的生活。每週也要上幾次健身房，我們會幫你啟動並調整設備。

　　讓我們談談如何應用這個概念。

　　菁英運動員每週花十小時在重訓室，但這意味著他們實際訓練時間至少四十小時起跳，裡頭包括攝影記錄狀態、參與比賽與其他雜事，而最後一項可能占據職業選手很多時

間。試想一下，職棒大聯盟選手每年要參加一百六十二場比賽（不含表演賽），打包行李、打扮、洗澡與吃飯就得花掉他們多少時間。

為了讓旗下運動員持續改善弱項並矯正動作，我想出一個方法：每次訓練的前半部讓他們執行五大基礎動作強項。在這段時間內，我會加入改善活動度與柔軟度的矯正動作。我發現這是人類本性：若我讓你從事擅長的東西，你便會願意做矯正這類小事。

這意味著我的運動員在重訓室會花一半時間在他們的強項動作，而這通常意味著推與拉。但在臥推組間休息時，我會要求他們用滾筒放鬆、改善旋轉動作或練習高腳杯深蹲。因此，你可能看到他們臥推大重量一組五下後，接著用滾筒放鬆髖部並做幾下高腳杯深蹲。這五分鐘休息時間被輕鬆的矯正動作填滿。然後他們會再做一組臥推，再接著一輪矯正訓練。

至於訓練後半部則用於改善弱項，或從事他們忽略的動作。當你在學習新技巧與動作時，所有精力必須用於精通這些新任務。我清楚記得自己與諾特梅爾練習深蹲時的痛苦，每一組、每一下對於身心靈都是極大考驗。真的超痛苦的！

對於許多人來說，有些動作（如高腳杯深蹲的暖身動

作、擺盪與土耳其起立）也可作為他們的矯正訓練。若你正在學習深蹲，在軍事推舉中間安插一組高腳杯深蹲便能幫助你熟悉這個動作。這除了能建立動作模式外，也能給予你更多時間精通此動作。若你願意嘗試一下，你會驚訝於如此簡單的調整竟能帶來極大變化。

矯正可以是壺鈴暖身動作，也可以是我們先前提及功能性動作檢測裡的活動度訓練。至於滾筒按摩與柔軟度訓練當然也包括在內。你在組間並不是單純休息，而是主動地打擊弱項。

訓練時間永遠不夠，即便是再厲害的運動員，在重訓室也常發現自己的不足。最常見的情況是，他們忽略負重提攜、深蹲做得不好。用深蹲與農夫走路或推雪橇來結束訓練是非常累人的；推汽車的組間休息不宜安排其他訓練。

檢視自己強弱的最好方法是評分，如同在學校考試一樣。我堅持分數不必太高，等你想通後便會了解。

A級 ── 給予你真正的強項、最棒的動作這個分數。是的，這通常是推的動作。

B級 ── 顯然這是你次佳動作，但每三週請花點時間重新思考一下。大家最常少做的動作是負重提

攜，而這是可以立刻獲得改善的。

C級 —— 我們現在來到有點棘手的地方。有些人有三
　　　　個動作表現不好，但記得誠實最上策。

D級 —— 我通常告訴大家，直接把「蹲」的動作打上
　　　　這個分數就好，但凡事總有例外（就是那些厲
　　　　害的運動員）。

F級 —— 哎呀，請你立刻來研討會找我。如果你不做增
　　　　進運動表現的動作，那你肯定不及格。

當你開始挽救不及格的分數，你會愈來愈好。因此，你
針對弱項做的任何訓練都能改善你的能力；當你開始做額外
低階訓練（如：做高腳杯深蹲以矯正深蹲），你的動作品質
也會愈來愈好。矯正訓練的範圍廣泛，不只是滾筒按摩與一
些奇怪的靠牆動作而已，儘管我也肯定後者存在的價值。

你在訓練前半部將專注於強項動作。如同教練馬克・瑞
芙坎德（Mark Reifkind）所說 ——

改善弱項，也要挑戰強項。

我對於運動員訓練失衡沒有意見，但我的工作職責是逼
迫大家嘗試改善弱項，改善多少視情況而定。但你一定得挑

戰自己的強項。

讓我們看看最常見的例子：你推與拉的能力很厲害，這種情況很常見。因此，在訓練前半個小時，你將以緩慢超級組的方式做臥推與滑輪划船。

哦，你會愛死我！

我會要求你做五組五下臥推，搭配五組十下滑輪划船。我經常要大家推與拉訓練量維持一比二，因為太多人忽略拉的動作。且多數成人都有姿勢與肩膀的問題，這可以用拉的動作改善。

我也要求組間要有完整五分鐘的休息時間！

但這並不是真的休息，而是用於矯正動作。

在每次組間休息時，我們必須完成所有我們需要的滾筒放鬆，特別是針對課表一開始時做活動度檢測發現的問題區域。我們也會做各式碰腳趾的變化招式、改善髖與腿部的柔軟度動作、肩膀靠牆伸展，以及各種打開胸椎活動度（很難不痛）的訓練。

根據我個人經驗，矯正比起實際訓練更容易爆汗，也更累人。這個方法的好處是什麼呢？那就是，你確實有做到矯正！這點非常重要。

矯正也可以是做幾下高腳杯深蹲、轉動或土耳其起立，

或是針對你的弱項加強。允許自己花很多時間從事強項，但也要鍥而不捨地改善弱項。

訓練後半部則是針對弱項動作。讓我誠實地告訴你：花半小時以上時間精通擺盪與高腳杯深蹲動作彷彿置身地獄，以基本的農夫走路結束一天訓練也很累人。如此訓練幾天後，我獲得客戶表揚、宣稱我創造奇蹟，因為他們的外型、感受與動作都有改善。

鎖定弱項並在整個訓練期間持續打擊它，這就是我們在做的事。其他訓練課表在每次訓練時畫出「做這個」的時間，相較之下，我們全部時間都在解決問題。於此同時，我們依然保留舉重與動作的根本重點，畢竟這是令你進步的原因（不論你的能力處於何種水平）。

很快地，你在這些大動作組間休息時，也可以做一些土耳其起立。如你所知，土耳其起立既是評估也是矯正。此外，它本身也是十分累人的小訓練。但這可以稍等幾週，直到你掌握與精通土耳其起立動作模式。

你可以留意一下，有件奇怪的事會發生：負重提攜不僅能迅速擴展你的能力，它們上手的速度也很快。很快地，我們將需要再次評估。

我在幾個月內從「不曾深蹲」跳級至「深蹲強者」。之

後，當我發現自己負重提攜不及格時，我立刻採取行動解決此問題。毫無意外的，我作為運動員進步最快的時刻，就是我深蹲與提攜能力提升之際。

提醒你幾個重點——

多多評估。不管用什麼方式、處於什麼地方，請釐清自己目前所處位置！

永遠不要忽略強項，但當你挑戰它們（通常是你最愛動作）時，請記得加入改善活動度、柔軟度或組織功能的矯正訓練（如滾筒）。

當你改善弱項時，請全心投入精力。即便是（尤其是）最低階的入門等級，改善弱項仍相當辛苦。

做完負重提攜或扎實深蹲後，你才知道什麼叫真正的體能訓練。沒做過的動作做起來真的超累。

請好好享受。

第十九章

第十個問題
──你是否介意始終如一？

在我的教學與生活方式之中，「無縫」（seamless）這個概念扮演極為重要的角色。當我死去時，我希望參加葬禮的所有人能用「始終如一」形容我，因為這代表我無論處於任何情況都是同一人。

作為受訓者，我們凡事都該努力做到「無縫」，不論面對什麼樣困難或挑戰。

我希望訓練可以達到此標準，而我的方法涉及許多層面。首先，我認為學員應該把心思放在追求肢體運動的「優雅」，如同體操（calisthenics）展現出來的「優美力量」（這是體操的字面含義）。

其次，我們應該配合大自然定律：隨著年紀變大，我們逐漸發胖、虛弱，手腳也不太靈活。汲取一些知識可以帶來

奇效，但最快的方法是配合身體運作。

　　這取決你如何看待人生，你可以主張我們一生都在與地心引力對抗，但最終仍將以失敗收場。或者，你也可以聽從我的建議，採取更簡單、美好的方法。若你想要終生身強體健，那你得將思維方式重新調整成這個角度。

　　仔細想想我們老化的過程或多數人移動方式，你可能會發現其中缺少一些東西。

　　當你看到NBA球員場上英姿與鄰居街頭鬥牛間的差異，你就會知道我在說什麼了。或者，從大廚俐落刀法與你亂刀揮舞的比較裡，你也可以看到相同的情況。

　　請不要把手伸進湯裡，拜託！

　　兩者差在哪呢？

　　答案就在於優雅，優美且高雅。

　　這聽起來有點怪，但如果我只能對健身愛好者提一項建議的話，那絕對會是追求優雅。

　　在處理肢體問題前，請先下定決心更加優雅。試著讓自己的坐姿、站姿、走路方式更優雅，少一點搖晃、震動與擺動。

　　當你不確定姿勢時，試著保持頭部穩定，想像頭頂上方有一條線拉著。沒錯，這是芭蕾舞蹈首堂課的教學內容，而

同樣的技巧也適用於你的生活。

　　健身電視節目或網路影片最為人詬病的地方在於他們總追求筋疲力盡。裡頭的人姿勢鬆散、關節承受極大壓力，我們只看到流汗與疲累。老實說，追求優雅與美麗，讓身體優美地適應，路才能走得遠。

　　我們必須每天都這麼做。對於所有人而言，精通動作模式極為重要，而持續練習則是關鍵所在。我有一個概念可以因應此需求，我將其稱為「暖身即訓練」。

　　若某件事對於訓練很重要，那你就應該天天做。我的暖身概念正是此想法的體現。雖然極為麻煩，但你可以增減強度，包括調整重量或縮減距離、時間與反覆次數。別太在意名詞，這些名稱唯有在脈絡下才有意義。這是我從哲學家路德維希・維根斯坦（Ludwig Wittgenstein）偷來的說法！

　　不久前，有人告訴我「青蛙式」（Tactical Frog）又稱為「獅子式」（Lion Pose），但後來有人做了幾個奇怪的臉部動作，然後說「這個東西」才是獅子式。請記住：**名字叫什麼不重要，概念才是關鍵。**

　　過去幾年來，我每個禮拜在當地公園提供免費健身教學，主要是為了磨練自己的教學技巧。我們在戶外做下列這些暖身動作，每個人只拿一個壺鈴。

用非慣用手侍者走路，然後轉身回來。

改用慣用手侍者走路。

壺鈴底朝上式肩推走路愈遠愈好——24公斤讓我寸步難行！換手回來。

高腳杯深蹲，到最底部時增加幾下彎舉。

髖屈肌伸展、旋轉身體下背伸展，接著做風車變化式，讓心跳飆速。

高腳杯深蹲

髖屈肌伸展、旋轉身體下背伸展，接著做風車變化式，讓心跳飆速。

各種改善手腕活動度動作

開罐器伸展，針對梨狀肌與腰方肌

青蛙式伸展

肩胛骨伏地挺身，我們習慣稱為水平聳肩

下犬式並移動

海豚式並移動

若想增加每個項目的難度，可在每個動作後做一組十下盪壺。還不夠的話，那就做二十下！

這個暖身的概念在於透過所有基礎人體動作來活動，用

肌力訓練、活動度與柔軟度動作來潤滑關節，同時也為心血
管系統帶來些許挑戰。此方法可訓練到肌肉，並提供簡單的
方法活動關節。

　　親愛的朋友，這正是肌力教練最重要的任務，也就是：
無縫地支持你的目標。

　　我稍後將談到訓練課表與制定問題，但我知道一週做
五天這種暖身運動是可行的。你可以挑一個動作並與暖身搭
配，讓訓練多一點變化。

　　舉例來說 ——

週一　　暖身、推
週二　　暖身、拉
週三　　暖身、髖鉸鏈
週五　　暖身、蹲
週六　　暖身、負重提攜

　　你必須經常做這些基礎動作，但增加重量可以一週一次
就好，或是不要一次加太重。

　　重要的是，別把它們想成是運動，它們是動作。你不會
把某一天定為走路日與「起床」日。不會的！你就是起床、
走路，你每天都在動！

　　迅速補充一點：這樣聽起來，好像是我告訴大家每天都要辛苦訓練。坦白說，我覺得基礎人體動作應該或可以每天做，但我們的生活充滿變數。這個方法（整個健身介入計畫）可以一週僅執行兩天，或一天兩、三次，依照你的目標而定。對於多數人來說，我建議一週三練、內含數個簡單動作。所以請放寬心遛狗吧，不要有心理負擔。

　　肌力教練應將基礎人體動作融入訓練裡，以幫助客戶達成目標。負荷與訓練量可以調整，但基礎動作模式才是最重要的。

第二十章

用三大爆發力動作與
奧舉進行訓練

在健身介入法裡，「進階」的概念略有不同。它並不意味著國家美式足球聯盟或奧運等級的能力。它代表的是你在動作方面已達到模式化、蝕刻與對稱水平。你可以在訓練中增加爆發力動作，以加速實現目標。

請記住，我與許多象限二的運動員合作過（若你還記得的話，就是以衝撞性運動維生的人），他們基本上是從事模式化與蝕刻訓練。在體能方面，我們做的鍛鍊類似於本書第二十四章的「老鷹」或「瘦臀奇招4000」的變化式。由於衝撞受傷的緣故，許多象限二運動員身體產生不對稱傷害，因此無法從事彈震式訓練。

你可能會問，如果職業級選手都不做的話，那我何必要

做這些進階訓練？答案是，這些動作完美地整合了許多人體動作。我希望你挑戰一次李維諾夫訓練法（Litvinov）或抓舉自身體重重量，再告訴我裡面涵蓋哪五項人體動作（其實是五加一）。這些動作充滿挑戰性，因為我們不僅需要樣樣精通，更要優雅地整合肌力、活動度與力量。此外，它們很有趣、燃燒脂肪效率高，也能提升我們的爆發力。

其中部分動作改變了我的一生。

三大爆發力動作 —— 借力推、盪壺與李維諾夫訓練法

若你已建立好推、拉與髖鉸鏈的動作模式，**同時**能以緩慢的方式執行這些動作，**而且**沒有任何對稱問題，那我們可以開始討論加快速度。

若你右手可推110磅，左手卻連35磅重量都做不到，那你肯定還沒準備好，不需我多說什麼。若你棒式無法支撐十秒，也別奢想加速能幫上忙。

有人曾問我，為何借力推（push press）與借力挺（push jerk）能在短短幾天內增加肩膀肌肉。我的回答雖然缺乏科學佐證，但容我再次提醒你一次，「那是因為你用比較大重量」。

這些動作的好處來自於你高舉槓鈴。至於壞處呢？若你

沒有準備好，那你得將極大重量拋過頭頂。我並不是胡說八道，請確認一切準備妥當再把重量高舉過頭。如果不接受這個建議，你可能會被槓鈴砸死。「安息吧」並不在我的恢復建議清單裡。

　　現今的訓練界忽略一個簡單原則：推舉靠眼睛，但挺舉靠耳朵。這很容易懂，當你推舉時（包括臥推、軍事推舉，以及你想得到的一切推動作），你的眼睛須跟著槓鈴移動。用力抬高重量並全程看著槓鈴。無論出於何種原因，這招很有效。

　　但是，借用鉛球運動員布萊恩・歐菲爾德（Brian Oldfield）的話，「思考太多做不了彈震式動作」。

　　當你挺舉時，請**傾聽腳部的聲音**。事實上，當我教導過頭挺舉時，我告訴學生先穩定下降，然後上挺時用腳踏地發出聲音。有趣的是，所有人都認為這個方法不錯並將其納為己用。這個技巧能讓你大腦暫停思考，允許你以流暢、有效率的方式做出動作。

　　同樣的道理也適用於其他動作，包括各類投擲與大部分團隊運動。思考會妨礙你成功！下次當你在成千上萬的觀眾面前，明明比賽到筋疲力盡，還必須罰球兩球都進才能與對方打成平手並打入延長賽，你就會懂得思考只會礙事的道

理。祝你好運。

借力推

借力推很簡單。採站姿，將重量置於胸前（這是過頭推舉的起始姿勢），雙腳微彎往下，然後用全身力量將槓鈴往上推舉過頭。這非常容易做到，但請慢慢地增加重量。當你抬起槓鈴時可能撞到下巴，你必須花點時間練習才能避免此問題。我自己是從慘痛經驗學到教訓。

盪壺

雖然我在髖鉸鏈章節討論過擺盪，但容我提醒一下，你必須熟悉推、拉與蹲的動作模式並確定沒有對稱問題後，才能開始提高速度。女性能夠很快學會盪壺，部分原因在於她們訓練動作以拉、髖鉸鏈與蹲為主，其中許多人避免過多推的動作，這點與男生相反。

或許是這樣吧。無論如何，男生學習這個動用髖鉸鏈的爆發力動作，很少會比女生快。

李維諾夫訓練法

在我寫過的文章中，關於鏈球選手賽吉・李維諾夫

（Sergei Litvinov）訓練法的討論獲得最多批評。故事是這樣的：前世界鐵餅紀錄保持人約翰・鮑威爾（John Powell）曾告訴我，他在一九八三年時曾看到體重196磅的李維諾夫從事一項訓練。

這項訓練很簡單，他先是前蹲舉180公斤（約396磅）八下，接著用七十五秒衝刺跑四百公尺。根據約翰說法，李特維諾夫總共做了三輪。

讓我們簡單評論一下。首先，若你前蹲舉400磅可以做三組八下，那你可能不需要我提供什麼建議。其次，若你們覺得李維諾夫根本沒做過這些訓練，那請去找約翰問個明白，畢竟這故事源頭不是我！

批評的人也沒注意到我研發李維諾夫訓練法，其實是要給菁英軍隊使用的。

他們在戰鬥時遭遇一些狀況，導致膕繩肌撕裂傷。健美與慢跑無法滿足他們打仗負重並衝刺的需求。因此，我根據與他們合作的經驗設計下方計畫。

我還要補充一點：這些訓練大幅提升我與旗下運動員投擲能力，我必須感謝鮑威爾與李維諾夫對於這個厲害訓練法的貢獻！

請執行任何一個多關節動作，然後放下（輕放）槓鈴並

開始跑步。我使用的動作清單如下：

上膊	上膊與推舉
挺舉	硬舉
前蹲舉	過頭蹲
抓舉	

我們也用壺鈴／啞鈴執行抓舉與擺盪的變化動作。

經過一段時間後，我們發現四百公尺距離太長了，不符合我們的需求。但若是你想減脂的話，請務必要跑四百公尺！

魔鬼就藏在這個訓練的細節裡。背蹲舉並不適用，畢竟把槓鈴放回架上再跑步，要注意的事太多且須事先規畫。我們亦發現到，即便是最輕的槓鈴架，要放到卡車上也得費一番功夫，更何況是要載到適合舉重兼跑步的地點。

此外，我也討厭將槓鈴、槓片與槓鈴架放在外頭，任由風吹雨淋、沾染泥濘。我更不想在夏日豔陽下，雙手遭到灼熱的槓片燙傷。

有些動作也不太適合，我們不希望花費很多時間與心力準備，最終回報卻不如預期。我們曾試過軍事推舉與臥推，到頭來只是瞎忙一場，挺舉也不太合適。這些動作必須簡

單、迅速執行，不能耗費太多心力。

因此，最好的動作選項包括 ——

- 前蹲舉
- 過頭蹲，如果你擅長的話。
- 抓舉
- 用壺鈴／啞鈴擺盪，努力提高反覆次數，看看能否超過三十下。

李維衝刺法

很快地，我將李維諾夫訓練法改良成李維衝刺法。李維諾夫訓練法涵蓋重訓與跑步，我們有一天突然靈機一動，發現可以加入壺鈴與斜坡衝刺。我們隨即發現跑步的速度與強度，對於訓練的影響勝過於重訓本身。

在盪壺之後，接著從事30碼的斜坡衝刺，這能讓我們在訓練後持續燃燒氧氣數小時。此外，大口吃肉、大口喝酒（止痛飲料）也有一點幫助啦。

我教練生涯中最重要的理論再度得到驗證：訓練強度愈高愈好。好的，你已清楚這一點。我也是。那為何我們不遵循這條規則呢？

　　李維衝刺法可以帶來一個小小的附加好處。當我們學習一個動作（通常是過頭蹲）時，重訓後衝刺似乎能加快學習速度。

　　這是為什麼呢？我推論有兩個原因。

1. 多數人學習新技能時，他們通常想太多了。正如已故教練喬‧米爾斯（Joe Mills）說的那樣：「什麼都別想！你沒準備好！」

　　我在工作坊教導如何抓舉或上膊時，學員的問題總是源源不絕。

　　「我的拇指該放哪？」
　　（嗯，靠近其他手指。）
　　「手肘位置在哪？」
　　（上臂與下臂之間。）

　　加入衝刺會讓新動作變得更複雜，但學員卻停止發問了，他們會專心於學習動作模式。這招很神奇卻有效。

2. 大家追求完美，奢望第一次就上手。我深蹲大概蹲了
  近十萬下，但每次和戴夫·特納（Dave Turner）或
  比爾·威特（Bill Witt）共事時還是能學到新東西。
  完美不會出現於第一次！衝刺的挑戰能讓我們忘記完
  美，轉而專注於完成訓練。

李維雪橇法

　　但我不滿足於此，於是開始嘗試李維雪橇法。我們必須
先解決裝備問題。除了槓鈴、壺鈴或啞鈴外，我們還得要有
跑步場地、雪橇與背帶。

　　在拖拉雪橇前先選定重訓動作。我將動作清單縮減如
下——

> 前蹲舉
> 過頭蹲
> 盪壺

　　你必須簡化動作，因為你在舉重前必須先穿上背帶並綁
上雪橇，如此一來，你動作做完就可放下槓鈴，馬上衝刺或
拉雪橇。

　　提醒一下：請你在雪橇行經路線的一側重訓。這非常好懂，但還是有人衝刺或拉雪橇時被槓鈴絆倒，跌個狗吃屎。這看起來非常滑稽，但感覺很痛。我還是會大笑，只不過痛的是你。

　　我不知道你該放多大重量在雪橇上。我發現對於多數人而言，70磅重量的壺鈴差不多。拉這個動作很好，但許多人做過頭，很像在拉一棟建築物。重點在於，你不要像豬一樣在泥漿中打滾，而要像運動員一樣健步如飛。

　　所以，請提高速度，別停滯不前。

　　我也鼓勵你全力衝刺約五秒時間，不要在意距離長短。太在乎距離的話，無法顧及動作品質。

　　李維諾夫訓練法、衝刺法與雪橇法都立基於一個簡單概念，那就是重質不重量，而你一開始可能忽略這點。

　　你可能會覺得，你可以很快地完成這些訓練，因為重量感覺很輕、很簡單。但請用最後一組來判斷難度，而不是第一組。

　1. 選一個你會的重訓動作。好好地做八下，然後衝刺五秒。休息一下，再重複同樣組合兩次。
　2. 下次訓練時，嘗試另一個動作或拉長衝刺時間。

3. 慢慢地提升難度，每週約兩次。若你將此作為全部
　 的腿部訓練，那我只能說這個選擇很明智。若你正
　 在為某項運動比賽做準備，請釐清此訓練能否轉換
　 成你的運動能力。
4. 不要測量前幾次訓練的休息時間。讓你的身體完全
　 恢復。當舉重重量增加、衝刺時間達十～二十秒
　 時，組間休息時間也應調整至三～五分鐘。你絕對
　 需要這麼長的恢復時間。

　　哦，最後補充一點。鮑威爾在一九八七年羅馬世錦賽鐵
餅項目奪得第二名佳績，也就是他遇到李維諾夫四年後，那
時的他變得更結實精壯，速度也更快。他當年已四十歲，在
田徑運動領域稱不上年輕，但他的紀錄被奉為田徑史上最偉
大的成就之一。

奧舉

　　如果（這是很大的假設）你在動作上已達到模式化、蝕
刻、對稱與彈震式的能力水平，**而且**能夠示範三大爆發力動
作（借力推或挺、盪壺與李維諾夫訓練法），那歡迎你加入
奧舉行列。我可以教導一群國三學生基礎舉重項目，但對於

這個族群以外的人，我不太會讓他們學習這兩個動作（抓舉與挺舉）。若學員推、拉、髖鉸鏈與深蹲全都掌握良好，那下一步可教導他們過頭抓舉（squat snatch）與相關動作。若學員能扎實地提攜負荷，那我會將深蹲挺舉等系列動作加到他們的訓練裡。

若想獲得更多資訊，請前往此網址下載共九十七頁的免費電子書：www.danjohn.net/pdfs/bp.pdf。相關主題DVD也可在davedraper.com取得。

想用三言兩語教會奧舉是不可能的。用足球教練的行話來說，這必須經過刻意學習。

具體行動

解釋討論

制定戰略

精通奧舉必須耗費時間與精力，但絕對值回票價，如果你必須這麼做的話。

第二十一章

工具箱的祕密

　　我將健身介入法基礎原理傳授給其他教練，他們試用於自己與客戶後提供給我回饋，其中部分要點反覆地出現。我將這些重點稱為祕密，就像股市「低買高賣」的祕訣一樣。

　　下列是我一年多來的觀察、省思與見解。

- 在人體基礎動作模式上變得更強壯。
- 這是重訓界的阿特金斯飲食法：刻意讓自己在訓練中維持一段時間不平衡，藉此平衡真正的不平衡。
- 從事模式化訓練並不是懲罰 —— 學習與回歸模式化動作準沒錯。
- 你可以透過模式化與蝕刻動作操爆自己。
- 對稱訓練對於新陳代謝的好處遭到低估。

- 如果一名運動員需要爆發力動作，請先檢查他的模式化、蝕刻與對稱訓練。也別忘了檢視三大爆發力動作。
- 80/10/10的規則非常好用。將大部分時間花在與目標有關的事物 —— 投擲、烹飪與飲食。
- 當你追求目標時，請確認它能擴展你的人生。
- 你的目標在於維持目標！專注於目標，別被其他事物影響。

請記住這些原則，同時牢記下方的話 ——

　　多數人位於象限三的位置。你能做到某事，不代表你應該如此做。如果你是訓練師或教練的話，請敦促大家待在象限三。你可能得花一生的時間說服他們，讓他們了解自己並非特種部隊或美式足球聯盟選手。

在人體基礎動作模式上變得更強壯。

這個重點顯而易見，以至於你可能忽略掉，因此請你留意：變強壯通常有助於你達成目標。肌力夠用就好，但多數

人連肌力訓練最基本的甜頭都沒嚐過。

　　我建議男性客戶達到臥推自身體重十五下的能力，但他們聽到這個標準非常驚訝，因為他們沒見過如此強壯的人。請相信我，神人到處都有。在減脂這一方面，變壯能令你一次擁有多項好處，其中一項是讓你變成減脂機器人。

　　走進重訓室，努力添加槓片、將器材插銷往下移動或是舉起更重的啞鈴吧。這是我能教你最簡單一件事。

　　這是重訓界的阿特金斯飲食法。刻意讓自己在訓練中維持一段時間不平衡，藉此平衡真正的不平衡。

　　在阿特金斯飲食法原始概念裡，第一階段是兩週誘導期，也就是將碳水化合物完全從飲食中移除。這背後的原理是，若我們一直以來都攝取過多碳水化合物，那改成全部攝取脂肪與蛋白質便能達到平衡。許多人嘗試後都說有效，當然這也可用於訓練。

　　你可能必須在幾週內做大量高腳杯深蹲、農夫走路與地板起身。你或許疏忽了一些事物導致你動作失常。但訓練不平衡有助於你平衡這些事物，而且成果很快就能看到。

　　舉例來說，若你的深蹲動作模式不好、疏於訓練菱形肌，這會反映在你的運動表現上頭並加速老化過程。我的骨

科醫生告訴我，他必須幫無法上廁所的病患置換髖關節，沒有什麼事比做出此決定更令他難過的了。疏忽或疾病導致你深蹲做不好，根據嚴重程度不同，我們可透過訓練或手術來解決。

稍微失去平衡幾個禮拜，有助於我們將弱項提升至一定水平。

從事模式化訓練並不是懲罰 —— 學習與回歸模式化動作準沒錯。

許多人認為模式化動作（棒式、蝙蝠翼、髖鉸鏈評估、高腳杯深蹲、農夫走路、基本轉身）是初學者玩意兒。這話是沒錯，我們應該及早且經常教導這些動作，但厲害的教練通常能從這些簡單東西獲得更多好處，勝於我能想到的其他花招。

模式化訓練能夠燃脂、矯正動作，也能讓你變更壯。它們不是邪門歪道或懲罰，也不要覺得這是退步或不好意思做。這些動作或許能幫你解決各種疑難雜症。

你可以透過模式化與蝕刻動作操爆自己。

我不知道該如何對付那些只想獲得「今天有練到」感受

的人。我想要訓練大家變得更好、做得更棒。若你因為所從
事的專項運動或你的自尊心過高，令你必須在某些訓練使出
混身解數並嘔吐在花盆裡，那你不妨透過模式化與蝕刻動作
達到此目的。先做前蹲舉，再推卡車一英里，絕對能滿足你
今日所有需求。

　　模式化與蝕刻是你可以全力以赴的動作，而不是奧舉。

對稱訓練對於新陳代謝的好處遭到低估。

　　出外旅行時，我經常在飯店健身房做單手訓練。我驚訝
地發現對稱訓練（如基本矯正）累人的程度不輸艱苦鍛鍊。
如今有不少人在討論背後原因，但許多健身專家發現，比起
跑步機或騎自行車等常見運動，矯正訓練與對稱動作更能幫
助他們的客戶減肥。這值得我們持續關注。

　　此外，我從多次手腕開刀中學到，訓練健康的左手似乎
能讓打上石膏的右手加速復原。這很奇怪，但確實如此。據
我的醫生說，我的復原時間是其他病患的一半，他覺得這與
我堅持訓練受傷周圍區域與練習投擲有關。身體是一個神奇
的整體，而對稱訓練或許提醒了我們：你可能有兩隻手，但
只有一顆心與一個大腦。通常是這樣啦。

如果一名運動員需要爆發力動作，請先檢查他的模式化、蝕刻與對稱訓練。也別忘了檢視三大爆發力動作。

請注意，我開頭說的是「如果」。

不要忽略這個假設。投擲、跳躍與衝撞選手可能需要抓舉與挺舉。老奶奶可能不需要。在你參加奧舉比賽挺舉自身體重前，請花點時間找出弱項、不對稱問題與不佳動作模式，並想辦法解決它們。畢竟這種快速舉重很容易受傷，且受傷通常很嚴重。

請投入時間精通三大爆發力動作，也就是借力推、盪壺與李維諾夫訓練法系列。

對於我們許多人來說，這三個動作足以幫助我們突破生理障礙或局限。奧舉改變了我的職業生涯，但我身心靈早已做好因應此挑戰的準備。此外，在我的主運動項目比賽登場前，我花了數月時間精通這些動作。

你可能沒有那麼多年的時間，讓你在重訓室一路練到爆發力動作。

如果有的話，請你繼續下去。

80/10/10 的規則非常好用。將大部分時間花在與目標有關的事物 —— 投擲、烹飪與飲食。

時間在此處是關鍵。若你每週有四十個小時可花在目標上，那你在重訓室應安排四小時訓練與四小時動作矯正。我的數學不好，但這加起來應該是八小時。其餘時間應該用在實現目標。

若你的目標是減肥，那每週應花三十二個小時採購、烹飪、測量腰圍與體重，同時嚴加控管飲食。如果你是投擲選手，那這些時間就該用於投擲！同理可證，跨欄選手要練跨欄！短跑選手要練衝刺！跳躍選手要練跳躍！

現在，我把身為田徑教練的所有祕招也傳授給你了。

當你追求目標時，請確認它能擴展你的人生。

在這件事上，許多作家說得比我好，但總歸一句：不要等到目標實現時，才發現一切不值得。目標的設定應包括擴展你在各方面的人生。還記得吧，「體適能」這個詞起源於古北歐詞彙「打結」。若你的人生是一件壁毯，那它應該擁有美麗的圖像、豐富的色彩與緊密的編織。

正如我常對學生說的：「你的人生就是，你想對世界說什麼！」

你的目標在於維持目標！專注於目標，別被其他事物影

響。

　　這與上一個論點有些矛盾，但請你記住，正如好友克里斯·隆恩（Chris Long）經常提醒我的，「忙著為小事奔波，哪還記得辦正事」。

　　無論是私人教練、人生導師或畢生摯友，他們能為你做的最棒的一件事就是不斷提醒你專注於目標。

史蒂夫教練的案例三

　　此故事裡的客戶年紀稍長，他非常清楚自己的起點，但終點隨年齡增長而改變。他急切地尋找目標，但從未停止前進步伐。更重要的是，即便他具備回答十大問題的知識，卻無法做到健身介入法的五大原則，他心有餘而力不足。解決方法或許很簡單，只要讓他重新認識「自己身體乃是一個整體」即可。

　　四年前，他為了爭取米德瓦爾（Midvale）健美先生的榮耀而接受訓練，當時他做足萬全準備。他有時會重讀那段時間寫的訓練日誌，試圖找尋一些靈感。

滾筒按摩、伸展、動態暖身

背蹲舉五下×五組

超級組 ——

　　伸腿機十下×三組

　　曲腿機十下×三組

　　各一組做到力竭

超級組 ——

　　坐姿提踵十下×三組

　　站姿提踵十下×三組

　　各一組做到力竭

　　這樣的訓練很不錯，但他不可能再這麼做，因為這對膝蓋的負擔太大。他現在腿部訓練大多以腿推機為主，有時搭配一些弓步蹲。他花了大量時間於跑步機，因為這是唯一能讓他維持結實的方法。

　　四十歲之後的訓練絕對更辛苦，但哪個年紀不苦？他深知想維持結實身材得花時間。他也經常和朋友開玩笑地說：「乾脆放棄、變成熊好了。」經過二十年的重訓後，他已經失去完成燃燒組的動力了。強度終究

是年輕人的遊戲。

他開始恢復書寫訓練日誌，但這或許令他更茫然。訓練一小時後，他想不起來到底做了哪些動作。他猜測可能包含彎舉吧，因為今天是週二，而週二通常練二頭肌。或許他需要課表或其他東西。他執行了自己所能想到的一切課表，而所有課表都得經過調整。之後，他在跑步機上讀了幾本健身雜誌。當然，裡頭有些新玩意可供他嘗試，這些東西或許可以讓他獲得進步、重燃健身熱情。

但他心知肚明裡面都寫了些什麼。

「六週練出強壯手臂！」我的手臂夠壯了。

「保證炸裂腰方肌的三項運動！」腰方肌在哪？

「阻礙你進步的四一九個理由！」天啊，理由也太多了吧！

這些都幫不上忙。他是重訓室裡的老鳥，過去非常強壯結實。他知道他以前是如何辦到的，但不想再來一次。他現在要的東西不一樣了。他想要訓練簡單一點，但一切變得更困難。他到底哪裡做錯了？

第二十二章

五大原則

　　當小比利（Billy）問我該如何打入大學校隊時，我建議他參考幾個基本原則，好讓自己塊頭變大、速度變快、身體更壯。我在先前章節裡問了你不少問題，但你的疑問只有一個——

我該如何從起點走到終點？

我將答案歸結為以下五大原則。

1. 肌力與關節活動度訓練勝過一切。
2. 人體基礎動作才是根本。
3. 持續評估標準與弱項。

4. 在整個訓練生涯中，需搭配使用「公園板凳」與「巴士板凳」訓練的概念。

5. 持續追求熟練與優雅。

　　我將逐一深入討論這些原則，在接下來章節裡，你將了解為何我如此回答。

原則一

肌力與關節活動度訓練勝過一切。

　　你該花多少時間在增肌與改善關節活動度？答案很簡單：看你能挪出多少時間！若你的目標是盡可能活得健康與長壽的話，那絕對不要忽略其中任何一項。

　　每次久坐打電腦時，我總發現自己有股起身往後伸展雙臂的衝動，這個打哈欠的動作讓我看起來像是YMCA歌曲裡的Y。我需要伸展髖部、腰肌、胸肌與二頭肌　　事實上，我需要伸展身體的整個核心。

　　多年前，揚達醫生開始探討身體姿勢所需的肌肉。為了簡單起見（小心滑坡謬誤），他將肌肉分為張力型（tonic）與相位型（phasic）：張力型肌肉容易隨著疲勞（或年紀增長）而縮短，相位型則因承受壓力（我敢說也包括年紀因

素）而變弱。

　　整理成圖表如下：

張力型 —— 緊繃肌肉群	相位型 —— 無力肌肉群
上斜方肌	菱形肌
胸大肌	中、下斜方肌
二頭肌	三頭肌
胸小肌	臀大肌
腰肌	深腹肌
梨狀肌	腹外斜肌
膕繩肌	三角肌
小腿後肌	

　　若你為了躲避老虎追逐而爬樹，那你長時間攀在樹枝上用的就是張力型肌肉。若你想追逐一頭鹿並朝牠丟擲石頭，那你使用的是相位型肌肉。

　　可惜的是，多數教練經常因小失大。他們過度重視胸肌與二頭肌這類彰顯外表的肌肉，因此採用臥推與彎舉等訓練，卻忽略能讓學員變年輕的肌肉。

運用人體的基礎動作

　　推：三角肌與三頭肌　　拉：菱形肌
　　髖鉸鏈：臀部　　　　　蹲：臀部

負重提攜：臀部

各位，臀部可是青春泉源啊。容我稍後解釋。

當我第一次接觸網際網路時，我與「百磅俱樂部」裡的女性成員有過精采對話。想加入這個俱樂部，你必須減重至少一百磅。裡頭多數人認為，站姿推舉與深蹲的訓練效益最大。比較上方列出清單與這兩個動作，你便可理解為何她們如此重視強化相位型肌肉。

重訓能讓你增加更多肌肉，**同時**提供額外關節活動度。在訓練運動員（或一般人）之前，我有一個基本假設，它分為兩個面向。

首先，動作模式比起肌肉更重要。我不相信什麼手臂日或練腿日，我認為只有「人體基礎動作日」。其次，我們當然可以將訓練拆成垂直、水平與單邊等更多細項，但我們每天或每次訓練時都必須各個擊破。

請記住：**動作模式擺第一**。

原則二

人體基礎動作才是根本。

我知道這個道理淺顯易懂。請相信我，當我第一次展開

訓練時，我被告知**打好基礎最重要**。五十年後，這個概念像閃電一樣擊中了我：我們必須將**基本功擺在第一位**！

多年前，我遇見了一名男士，他的職業是婚姻諮商師。他說的一段話令我思考了好幾個月，「你知道的，通姦就是婚姻的地獄」。

然後，他脫口說出，「當然，你一定聽過類似道理」。

若讀者聽不懂他的論點，可以參考聖經第六誡或各式宗教傳統著作。但這裡有個重點，經過十五年工作（經手至少三百名客戶）與仔細思考後，他得出自己的結論。

你也必定注意到，這位婚姻諮商師並未使用任何統計數據證明自己的觀點。寇弗特・貝利（Covert Bailey）在他的著作《苗條或肥胖？》（*Fit or Fat?*）裡曾問了一個很棒的問題，「如果超市舉辦大拍賣，『10磅只要一美元』，你會買嗎？」

不會的，你會先問，「什麼東西10磅？」

請提醒自己常問這個問題。

這位婚姻諮師提供的見解是他長期經驗累積的看法。讓我們在這邊花一點時間：我要你思考一下原則二 ——

人體基礎動作才是根本。

　　我擔任教練的時間愈久、經驗愈多，我愈堅信執行基礎動作模式勝過其他事物。大家總想要最高檔的機臺、最華麗的課表，以及最先進的高科技監控設備，但老實說，基礎動作模式（基本的推、拉、髖鉸鏈、蹲與提攜）才是一切根本。你可以使用壺鈴、槓鈴、岩石或負重背包取得進步。

　　當我第一次遇到諾特梅爾時，他的強項是奧舉與前蹲舉。當我初見拉爾夫・莫恩（Ralph Maughan）時，他最擅長的是轉身投擲與部分舉重動作，而此能力持續展現在他整個職涯當中。儘管潮流趨勢變化不斷，這些動作卻經得起時間考驗。

　　這正是關鍵所在：如同婚姻諮商師的見解，若你誠實地探索自己的技藝，你會發現真正的寶藏是你第一天就學到的東西。

　　這說起來簡單，但你或許需要三十年才能化繁為簡。

原則三

持續評估標準與弱項。

　　當大家詢問標準時，我經常感到困惑。他們會問：「我做不到這個標準，該怎麼辦？」我可以輕鬆做到其他動作，但這個動作不行。

你很清楚答案：不夠專注、沒做過這個動作或是單純沒有動力。如果我能倒轉時空，我會和幾十年前的我坐下來談談，告訴他這個事實 ——

唯有警覺並主動釐清自己的不足與弱項，並將它們提升至一定水平，你才有可能進步。的確，你必須挑戰自己的強項，但唯有改善弱項才能令你前進。

當我還是年輕運動員時，我做了一件有趣的事。每一年接近尾聲時，我都會列出一份清單給未來的自己（我總幻想時空旅行），提點他明年該如何獲得成功。我最近回顧其中部分內容時，我發現我一直在提醒自己要多做肌肥大訓練（健美）、增加訓練多樣性（特別是動作），同時警告自己不要過於貪心躁進。

這本書集結了我整個職涯裡沒有理會的警示！

就像走鋼索一樣。你擁有的強項以及促使你達到菁英水平的興趣與技能，所有因素缺一不可。對我來說，它們是我從奧舉獲得的速度與爆發力，以及每日堅持練習四個小時投擲的韌性。

　　我的不足逐一顯現。我的訓練裡缺少負重提攜；我的深蹲存在問題；我需要更聰明的復原方法以支持訓練量。我也需要一個適合大力投擲鐵餅的場地。

　　我的解決方法是繼續練習奧舉、盡可能前傾深蹲，以及愈來愈用力地投擲。我需要的是改善不足，而不是一直做擅長項目。

　　這就是聰明的教練聘請私人教練的原因。正如笑話所說，為自己辯護的律師，下場都不是太好。同樣道理也適用於健身專業人士：若你的教練就是你自己，那客戶（也就是你）肯定不滿意。有鑑於此，我每週至少請一次私人教練。

　　我的教練沃克會逼我做我需要做的事，也就是那些我明知該做卻找藉口不做的訓練。好的訓練課表圍繞一個概念，那就是：長期不足會帶來問題。

　　麥克・波羅伊對於活動度的看法（他將活動度比喻成裝門，門與門框必須預留剛好的空間）令我們對於終生健身有更多認識。活動度訓練的重點在於，關節動起來「剛剛好」。維持正常生活並不需要極大活動度或柔軟度，甚至參與大部分的菁英運動也不需要。當然，要是你想加入馬戲團並把身體裝進鞋盒裡，那我提供的指導可能不符合你的需求。但對於我們其他人來說，活動度夠用就可以了。

原則四

在整個訓練生涯中，需搭配使用「公園板凳」與「巴士板凳」訓練的概念。

市面上關於健身「方法」的書成千上萬。我手頭就有幾本書，裡頭標榜每週健身三十分鐘、每天只要運動幾分鐘、囚徒健身法、奧運選手菜單與斯巴達式訓練。

我相信多數人都熟悉該「如何」健身。

若你一生曾有過一位合格體育老師，那你可能已經具備基礎能力。去跑個兩圈、做些伸展與體操，然後來場一小時的比賽吧。所有的受傷都要回報，運動後務必沖澡並把腳洗乾淨，萬一感染香港腳很麻煩的。

有人曾告訴我，家用跑步機平均使用次數為7.2次，之後就被棄置於家中角落、上頭掛滿衣服，提醒著你過去曾為健身付出的努力。

妨礙我們健身的問題似乎在於「我為何要做這個？」，而非該如何做。而我知道你為何想要健身——

> **改善健康**
> **減輕體重，理想狀況是減脂**
> **改善外型、感受與活動能力**

即便你清楚健身的方法與目的，跑步機仍然安靜地待在角落，上面掛滿衣服、褲子與毛巾。

我認為真正的問題在於：健身產業僅推銷踩足油門、全速前進與全心投入的訓練概念。老實說，大部分的人不可能每天都這樣做。

或許我們可以參考宗教界人士的部分想法。

我的前老闆——大主教喬治・尼德羅爾（George Niederauer）曾寫過一篇文章名為〈兩個板凳的故事〉（Tale of Two Benches），裡頭描述我們坐在巴士板凳的感受。我們等車時總是焦躁不安。比方說，這臺巴士應該於八點十一分到站，若時間到了還沒看到，我就會開始恐慌。八點十三分還沒到，我整天行程都被毀了。我想要從板凳跳起來，然後趕去別的地方！公車現在應該要到了，到底要等到何時！

相反地，坐在公園板凳卻是截然不同的感受，我們會坐下來傾聽並觀察周遭一切。我們沒有多餘的期待。咋天看到的松鼠，今天可能出現，也可能不會。不管怎樣都沒差。若牠不現身的話，我們也不會叫警察。

多數運動員對於比賽採取的是巴士板凳概念。在二十六日週六比賽那天，我必定會擊敗所有人，打破個人紀錄，把一切做到完美並遇到我最愛的偶像。

　　各位，這代表我們對於備賽與生活有著不切實際的期待，而此模式很難持續下去。當我回顧自己近五十年比賽經驗時，巴士準時出現的次數寥寥可數（可能三次吧？）。

　　對於大部分運動員來說，公園板凳模式合適許多，對於我們多數人生活也是如此。當你參加比賽或訓練時，請花點時間欣賞美景、呼吸新鮮空氣，不要牽掛松鼠是否出現！不論過程出現什麼狀況，你都應該維持讚嘆與感激的角度。

　　參加高地運動會時，我最大的快樂來自於結交許多朋友、參與各式活動與享受派對氛圍。高地運動會的選手不會因為表現不佳而覺得自己很蠢，因為奇怪的比賽已經讓我們看起來很蠢了！

　　為了調整成公園板凳心態，我們必須意識到：很少有比賽是完美的。此外，當上帝助你一把時，千萬不要過於興奮而搞砸一切，只要放手比賽即可。

　　抱持公園板凳的態度，亦有助於你在兩成的不利賽事中挽回頹勢。若你能抱持頭腦清醒、放鬆心情，或許還可以扳回一城！

　　順帶一提，保持微笑會讓你對手大為緊張，猜測你可能在算計些什麼。

　　我深信生活就是一場競爭。受到達爾文與歷史學碩士背

景的影響，我認為生活是脆弱無力（最好情況）且掙扎求生的（沒有反諷意思），反映出我們的體能狀態。

如果你的生存取決於你的體能好壞，那為何要浪費時間做徒勞無功的事呢？

努力訓練，但要享受競爭。努力競爭，但要享受訓練。最後再提醒一點，請你牢記在心：**不要依據一天的情況來判斷訓練或課表的優劣。**

我經常告訴投擲新手：「不好意思，你還不夠出色，不足以令人失望。」光憑一天的表現就要評判一個人身為運動員的價值，這非常地愚蠢，而且會導致長期挫敗。古羅馬斯多葛派（Stopic）哲學家愛比克泰德（Epictetus）曾說過——

> 我們必須記住，除了意志之外，凡事沒有好或壞，而我們絕對不要試著預期或是主導事件，反而要聰明地接受它。

作為一名運動員，我從宗教研究中獲得部分體悟。首先，讓事情發生，不要評判它們的好壞。享受訓練與競爭的機會。

其次，找到支持你目標的同伴，同時確認你也支持自己的目標。在你努力實現目標之際，也別忘了擴展人生。

巴士板凳訓練

你可能會問，能否舉一個巴士板凳訓練的例子？老實說，它就是多數人想要的事物。它可以是課表計畫、古老招式或訓練日誌，也就是許多人渴望嘗試的一長串「做這個有效」或「做那個有效」的事物。

曾有一位足球隊大一新生來到重訓室，他急切地嘗試昨日從體能教練獲得的首個課表，並展示這項祕密訓練給我看。這個課表通常是從不同來源或文章拼湊而成，裡面涵蓋的項目五花八門。而且它可以奏效。

順帶一提，我愛死快速飲食法了。我並沒有推薦你做，但我真的非常喜歡它。它就像是飲食與運動的終極巴士板凳版本。讓我們複習一下 ——

你一天要喝六份高蛋白奶昔，連續二十八天。

對了，一個禮拜有一天，你可以吃一頓正餐。別忘了降低那天的奶昔攝取量！

你沒聽錯，一個月只吃四次正餐。

親愛的朋友，如果你嘗試此法後體脂沒有下降，那你絕

對有資格發飆，把不爽全都發洩出來。如果你確實執行此法二十八天，體脂依然沒有變化，那你的問題恐怕不是我能解決的。你可以大聲抱怨！

我做過一些巴士板凳課表，它們的名稱像是 ──

兩週練出強壯手臂

兩週內擁有緊實屁股

俄羅斯深蹲六週計畫

我還可以列出更多。

巴士板凳課表通常有一定週期（例如兩週或十二週），如果你能遵守一切指示，那應該可以在結束後看到變化。如果沒有，那這個課表就是失敗了。

同樣地，你絕對有資格抱怨。

所有人每年都應該執行兩次巴士板凳計畫。健美運動員克拉倫斯・巴斯（Clarence Bass）以極低體脂聞名、素有「精壯先生」稱號。他每年都會安排一次拍照，好讓自己有動力登上巴士。即便他年紀已過七十歲，這個方法仍然有用。許多人會在每年一月與比基尼季節登場前幾週訂下計畫。我讚賞他們的努力。

但我無法接受的是，許多人整年都採取巴士板凳心態。網路論壇為了什麼是最新與最棒的方法吵成一團。運動界長久以來的陋習在於：最好的訓練是你沒做過的訓練。

往你的櫥櫃深處一探，看看那些神奇藥丸、黏稠液體與痠痛貼布，它們號稱能解決你所有問題。我嘗試過各式各樣飲食法，包括高碳與低碳、高脂與低脂、高蛋白與低蛋白飲食等，後來發現其中多數都是巴士板凳心態的體現。請聽好，這非常重要：**任何飲食維持兩個星期，肯定會帶來奇效。**

「它的效果太棒了，我後來就沒做了。」

請記住一件事。若你誠實地將每天攝取熱量限制在五百大卡並注射一次牛血漿，如此連續數週，但最終仍無法達到目標，請把過錯都推給課表！若成功的話，重新調整一下目標與優先順序，但千萬不要用二十四個甜甜圈來慶祝。一打十二個便已足矣！

這一點非常重要。將巴士板凳法用於訓練與飲食並**沒有錯**。一年兩次絕對沒錯。就像時鐘壞掉的老笑話一樣，它的時間一天也會正確兩次。針對性、有紀律性地朝目標邁進是很好的做法。

但不要一直這樣做！

　　讓我們的討論再深入一點，巴士板凳心態毀了美國教育。許多父母相信，凡事都存在因果關係。舉例來說，加入健身俱樂部是獲得第一級別運動獎學金的先決條件，或是在大學先修生物課程拿到九十分形同取得醫學院門票。

　　教育與健身都一樣，巴士與公園板凳心態得維持平衡。我認為，我們大部分時間應該花在公園板凳訓練上。孩童應該為了樂趣而閱讀，真正地享受一本好書。當然，我們應該針對部分書籍提出嚴厲問題並挑戰他們，讓他們更加了解書本內容並享受樂趣，進而豐富自己的生活。

　　別忘了要享受其中喔。

原則五

持續追求精通與優雅。

　　我所知道關於「精通」的一切知識，都可以在喬治・倫納德（George Leonard）的作品裡找到。《君子雜誌》（*Esquire*）在一九八〇年代時刊登了一篇他寫的文章〈終極健身〉（Ultimate Fitness），他在裡頭強調一個概念：我們在運動與商業領域學到的一切知識，同樣可以套用於生活。他在這篇文章提到的一切，以及後來出版的書《精通》（*Mastery*）中的內容，都在我過去幾十年的生活獲得驗證。

　　為了在運動場上獲得勝利，我們備賽、提高強度並制定課表，這些經驗可作為生活的絕佳參考。你有時可以抄捷徑，但不是每次都能如此幸運。我經常注意到，就像愛情與生活一樣，最好的運動表現看起來毫不費力、無法用言語解釋。對我而言，真正的精通是優雅無比，即便是門外漢也懂得欣賞。

　　我在「無縫」章節曾討論過此事（第十九章），但你只需記住一點：**在訓練過程中，請努力保持思路清晰、有效動作與心理平靜。**

　　汗水流進眼睛還得保持優雅確實困難，但請你盡可能嘗試。

　　我認為健身訓練正確與否，可從受訓者體型看得出來。當我們身形良好時，不僅能優雅地（精通地）移動，而且這些動作姿勢也充滿美感。

　　當我第一次上網時，奧特・特瓦尼（Art DeVany）在這方面的論點引起我的注意。他認為，健康男性身形應該像X型。男性應該擁有寬闊的肩磅、纖細的腰部、有力的臀部與大腿，而且手臂要夠壯。另一方面，女性最好擁有彰顯生育能力的沙漏型身材，包括豐滿上圍與寬大臀部，搭配纖細的蠻腰。

性感女星拉寇兒‧薇芝（Raquel Welch）在電影《洪荒時代》（*One Million, BC*）呈現的形象，能夠立刻激起多數男性反應。我至今仍深受其吸引。

X型與沙漏型身材也有一個細微面向，是許多人沒注意到的。多年來的過度訓練，令我承受許多生理創傷。為了復原這些陳年舊傷（我沒有誇張，因為這是數十年選錯運動與姿勢不佳的結果），我開始學習兩個關鍵方法，好讓自己擁有更好的身形、更棒的運動表現，同時避免關節疼痛。

你可能好奇，這兩個方法是什麼？答案就是：**優雅與加壓**（compression）。

多數人對於優雅比較熟悉，卻也因為這樣而經常疏忽它，但加壓卻是大家都很陌生的概念。

不久前，我對於生活有更多體悟。我參加了一個深夜熱瑜伽課程，我發現我愈逼自己做到那些困難動作，休息時身體就愈舒展。講白話一點就是，加壓的地方會舒展。

在施加壓力後，身體某些區域似乎運作得更好。過去幾年來，健身業出現一些新準則 —— 部分關節與區域需要柔軟度，有些則需要活動度。從我的經驗看來，加壓確實有助於某些區域打開柔軟度與活動度。

舉例來說，武術向來以加壓伸展方式打開腳與手腕，而

許多人訓練時做的肩胛骨伏地挺身（scap pushup）也是相同道理。這個動作基本上是伏地挺身，但手臂維持打直，上半身放鬆、肩膀下沉。如果上背部發出喀喀聲，通常就代表你做對了。高腳杯深蹲與各式彎舉等動作的底部位置，事實上就是透過推開（加壓）的方式打開身體。

　　我在訓練時注意到一件有趣的事：在做完一系列加壓動作後，大家通常會出現「尤・伯連納」（Yul Brynner）或「彼得潘」的站姿。回想一下《國王與我》（*King and I*）裡飾演國王的尤那副盛氣凌人的模樣，或是彼得潘與虎克船長打交道時雙手叉腰的姿勢。你可能發現自己正在這麼做！

　　在你的健身目標中，優雅與加壓應該維持陰陽調和的關係。當你長時間站立、走路與衝刺，以及執行訓練動作時，請努力保持優雅。

　　在從事恢復與活動度訓練時，讓自己游移在加壓與舒展的感受間，巧妙地維持平衡。

　　優雅是件很棒的事。我本來是要用「了不起」這個形容詞的，但還是低調點好了。

　　若你下定決心坐得更優雅，那站姿通常也會跟著改善。奇怪的是，若你決定優雅地投擲鐵餅，頭部自然伸展、動作沉穩，那鐵餅通常也會飛得更遠。出色的運動表現與充滿美

感的動作本身便帶有一種優雅感，甚至連門外漢都看得出來誰才是最棒的，不必仰賴得分板的提醒。

優美的動作不僅賞心悅目，也不太會帶來痛苦。正如比爾‧威特對於投擲的看法：好的技術不應該造成傷害。若你按照他的建議，每年從事某事一萬次，那絕對不能反覆痛苦一萬次。

想要獲得加壓的好處，你可以參加瑜伽課、伸展小組或是深入研究柔軟度。傳統伸展動作有助於你理解加壓扮演的角色。大白話就是，我們加壓身體至某個姿勢，然後放鬆並舒展。

帕維爾曾寫過一本好書《放鬆伸展》（*Relax into Stretch*），他在裡頭介紹許多技巧，包括維持張力、本體感覺神經肌肉促進法（PNF）、等長收縮、對比呼吸（contrast breathing）、強迫放鬆，以及我的最愛折疊刀法（Clasped Knife Technique）。不知為何，將伸展比喻成使用折疊刀，激起了我進一步學習伸展的興趣。

你該花多少時間與精力在這上頭呢？隨著年齡增長，你除了防範發生重大創傷意外，還要特別注意兩件事：增加肌肉與維持關節活動度。

關於這一點，我已經強調過很多次了。

第二十三章

執行健身介入法計畫

在制定計畫前，先了解反覆次數

　　我一生致力於了解重訓。在我看來，它有三個重要關鍵。

人體基礎動作

次數與組數

負荷量

　　這是我們重訓時應採取的正確順序。我們必須建立正確姿勢與動作模式，然後思考在訓練期間要做幾組與幾下，最後才考慮重量問題。

　　可惜的是，重訓的人（包括我在內）經常顛倒順序，認為硬舉 500 磅能提高訓練成效或幫助減脂。這確實有一些道

理，但我們都同意不論從短期或長期來看，顧好動作品質才是比較安全的方式。

請注意，我在這裡指的是「訓練課程期間」。若你認同這樣的概念（訓練人體基礎動作，以及強調姿勢、模式與優雅），那你必須理解訓練課程的重點不該放在練到呼吸急促、全身飆汗或噁心想吐。

哦，我絕對有辦法操死你的。只要每次我吹口哨時，你就來回跑幾個小時即可。但是，請不要認為這會改善你的技巧或長期能力（包括運動表現與優雅老化等）。

我喜歡用三個基本壺鈴動作來教導人體動作，也就是盪壺、高腳杯深蹲與土耳其起立。從髖位移連續圖譜裡，我們可以看到髖關節動作的兩端分別是盪壺與高腳杯深蹲。擺盪需要最大程度髖鉸鏈與最小程度膝蓋彎曲；高腳杯深蹲需要最大程度髖鉸鏈與最大程度膝蓋彎曲。土耳其起立則是「一站式訓練」，融合起身、髖部動作、下蹲與鎖死等所有動作。

以這三個壺鈴動作作為基礎，再加上伏地挺身，老實說，這應該夠你用了。這樣說好了，將基礎動作模式融入課表，可讓你在最短時間內學成，經歷最少失敗。

在增加肌肉與改善關節活動度一事上，「少即是多」不

僅是一句流行用語而已。

我認為訓練課程包含三個重點 ——

1. 訓練課程必須可以反覆執行。
2. 訓練課程應該讓你逐步朝著目標前進。我依然不敢置信我必須告訴大家這一點。
3. 訓練課程應該顧好品質。

請牢記這個清單！

現在，將這些重點應用於肌力訓練裡。我發現訓練時專注於執行正確反覆次數，能讓你輕鬆地在動作品質與適當重量間取得平衡。

全身性動作與十下法則

十下法則：高品質的反覆次數不得超過十下。別忘了，少即是多。

1. 土耳其起立　　2. 抓舉
3. 挺舉　　　　　4. 硬舉
5. 至於菁英運動員的話，可用槓鈴做深蹲變化動作

　　我觀察到（正如很多人發現），對於重訓老鳥而言，十下左右是全身性動作恰當的反覆次數。十下法則指的是，在含有硬舉、抓舉與挺舉等大動作的訓練裡，十下或許是你能顧及動作品質的次數。

　　在教導土耳其起立或以此動作探索身體潛力時，請將訓練次數維持於十下。你可以左邊五下，右邊五下，加起來共十下。或者也可嘗試左右各十下，但你確定要這麼做嗎？

　　若我將土耳其起立作為暖身或矯正動作的一部分，那我會努力做到十次。

　　當然，你有時能做更多下。我們最近發起一項挑戰，那就是在某月第一天做一下土耳其起立，每日增加一下，直到第三十一日。在挑戰結束時，有一個人告訴我，他左右邊都有做，那可是六十二下土耳其起立耶！

　　這是一個很棒的挑戰，但稱不上是訓練計畫。

　　當你每次執行土耳其起立訓練時，請記住十下法則。

　　十下法則也適用於其他大動作，像是上膊、抓舉與硬舉。此外，我發現到，即使是推與拉的系列動作，也很適合這個次數範圍。

　　多數重訓老手對於以下訓練方式應該不陌生 ──

1. 三組三下　　2. 五組兩下
3. 兩組五下　　4. 五下－三下－兩下
5. 六至十下

　　人體基礎動作可與十下法則搭配良好。除非你是銀背大猩猩，否則我不建議你每天五大基礎動作（五加一）都以極大重量做十下。

關於十下法則與基礎動作的一些建議 ——

- **推**：槓鈴臥推、上斜臥推與軍事推舉
- **拉**：槓鈴划船
- **髖鉸鏈**：槓鈴硬舉、硬舉變化動作、上膊與抓舉
- **蹲**：槓鈴前蹲舉或背蹲舉
- **負重提攜**：農夫走路、推雪橇、推車－短時間、大重量

　　你可以從中挑選一個動作並加大重量，但你必須在輕鬆日如此做並建立負重循環。簡單肌力法嘗試做到此事，我將在第二十五章詳細介紹。

　　如果你想空手訓練但仍遵循十下法則的話，請確認其中

部分動作必須輕鬆簡單。

　　我通常將它們比做是「滋補劑」（tonic），也就是令人重振精神的事物。像是蝙蝠翼、高腳杯深蹲或其他矯正運動等，不妨考慮將它們也納入這個訓練計畫裡。

　　順帶一提，許多人向我回報，他們運用十下法則、一週訓練多次與壺鈴工具獲得極大進步。他們的動作包括 ——

　　　大重量單手過頭推舉（左邊與右邊）
　　　負重引體向上（壺鈴懸吊於腰部以下）
　　　負重單腳深蹲（手持壺鈴，左腳與右腳）
　　　大重量土耳其起立

　　儘管這已超過本書範圍（若你可用身體一半重量做這些動作，那你現在不需要健身介入法），這卻是針對人體的有趣考驗。我常聽到的抱怨是，這些訓練時間很短，他們很難克服「沒做什麼事」的感覺。

　　最後提醒一點：這些都是全身性動作。它們需要動用身體協調能力，因此極為累人。大家經常問我「臥推真的是全身性運動嗎？」我總是以自己的核心信念回答他們「**身體是一個整體**」。若你臥推500磅大重量，然後我用叉子刺你小

腿，你會發現自己表現深受影響。事實上，這甚至可能導致你死亡。

此外，在大重量負荷之下，這些動作會迅速耗盡你的儲備體力。因此在做這些大動作時，請維持低反覆次數。

健美動作（半身性動作）

這些動作適合十五～二十五下總反覆次數。

對於這些蝕刻動作，十五～二十五下是正確範圍。依據我最近經驗，基礎動作（幾乎涵蓋所有推舉）落在這個範圍最好。但若你臥推重量高達600磅，或軍事推舉300或400磅，那還是請你遵守十下法則。

首先，這是合理的訓練量。舉例來說，若一開始規畫是三組五下，多數人最後會做成五組五下的動作與變化式。暖身不算在內的話，這樣的前蹲舉訓練量其實很大。

訓練量的問題總得解決。當然，我們可能臥推100磅重量一百下，只為了贏過朋友，但這僅是為了較勁好玩，稱不上是訓練計畫。

請持續保有樂趣，但偶爾也要懂得規畫。

每次訓練時，高腳杯深蹲十五～二十五下可說是完美安排。為了讓你體驗一下此概念，我提供人性化的波比跳

（Burpee）菜單供參考 ——

十下盪壺

五下高腳杯深蹲 —— 穩穩將壺鈴降至兩腳中間

毛毛蟲爬行（Inchworm）至伏地挺身位置 —— 用你的雙手走路

五下伏地挺身

毛毛蟲爬行回到起始位置

十下盪壺

四下高腳杯深蹲 —— 穩穩將壺鈴降至兩腳中間

毛毛蟲爬行至伏地挺身位置 — 用雙手走路

四下伏地挺身

毛毛蟲爬行回到起始位置

十下盪壺

三下高腳杯深蹲 —— 穩穩將壺鈴降至兩腳中間

毛毛蟲爬行至伏地挺身位置 —— 用雙手走路

三下伏地挺身

毛毛蟲爬行回到起始位置

十下盪壺

兩下高腳杯深蹲 —— 穩穩將壺鈴降至兩腳中間

毛毛蟲爬行至伏地挺身位置 —— 用雙手走路

兩下伏地挺身

毛毛蟲爬行回到起始位置

十下盪壺

一下高腳杯深蹲 —— 穩穩將壺鈴降至兩腳中間

毛毛蟲爬行至伏地挺身位置 —— 用雙手走路

一下伏地挺身
毛毛蟲爬行回到起始位置
大功告成！

　　這樣總共是五十下盪壺、十五下高腳杯深蹲與十五下伏地挺身。如果你需要的話，也可將改成八下、五下與兩下（重複兩次），如此也可得到相同結果，但僅須做三十下盪壺。

　　我們多數人認為健美訓練就落在這個次數範圍。健美運動員雷格‧帕克（Reg Park）非常推崇五組五下的訓練方式，同時搭配大重量鍛鍊身體各部位。他宣稱這可以增加肌肉尺寸與力量，他的身材就是最有力的證明。

　　關鍵在於，如何為這些十五～二十五下的動作找到合適重量，簡單公式如下：

　　若你做不到十五下（三組五下或五組三下），那這個重量對你來說太重。

　　若你輕鬆做到二十五下（五組五下），那這個重量顯然太輕。

　　沒錯，大家付錢給我，要我解釋這個道理給他們聽。

　　落在這個範圍的人體基礎動作，比較屬於肌力訓練裡的傳統健美領域。

推

多數健身房擁有各式推的機器，包括標準的臥推、上斜臥推、下斜臥推與軍事推舉等。當然，槓鈴變化動作也能發揮功用。

拉

同樣道理，健身房擁有各式拉的機器。槓鈴訓練的效果也很好。

髖鉸鏈

這可能有點麻煩，因為部分健身房禁止快速舉重與硬舉等動作，令人好奇他們憑什麼叫健身房！六角槓變成許多人的第二選擇，但這導致部分人把髖鉸鏈做得太像深蹲。

蹲

請不要把伸腿機、曲腿機、腿部外展／內收機與腿推機包含在蹲的訓練裡。對於一般重訓者來說，五組五下深蹲變化動作是不錯安排。

負重提攜

許多負重提攜動作能讓肌肉變大變強，這類課表少不了它。尤其是揹沙袋，它似乎最能夠幫助身體發展核心穩定的

能力。

模式化與爆發力壺鈴動作

這些動作的總反覆次數可以非常高，七十五～兩百五十下，但一定要顧及動作品質。

幾年前，我學到「一個壺鈴擺盪二十下、兩個壺鈴擺盪十下」的概念。在一天盪壺數百下之後，我注意維持正確動作的最佳範圍落在十～二十下。運動的基本教導原則在於：**別讓數量影響品質。**

換言之，十下動作做得標準，勝過亂做二十下。如果你想提升訓練量，那做更多組即可。

當然，你也有該做超過二十下的時候，或是你什麼都想要嘗試一下，又或者最常見情況是，你就是想繼續做下去。我通常將這些訓練比喻為「打卡」（punch the clock），而我認為按部就班才能走得長遠。

你可能會問，這樣做足夠嗎？

從長遠來看，我的答案是肯定的！

你當然可以做更多下，但你想要的是能日復一日，年復一年地做下去。

高反覆次數有其價值，但請**務必維持動作品質**。想顧及

人體基礎動作品質並提高次數，需要投入更多的努力。

推

　　棒式是理想的長時間推的動作。斯圖亞特‧麥吉爾為棒式設下一百二十秒的標準，剛好提供給我們一個值得追求的目標。

拉

　　蝙蝠翼是讓你進入高反覆次數的有趣訓練。如同棒式，蝙蝠翼動作也需要注意時間問題，但許多人發現在適度磨合期之後，蝙蝠翼頂端維持久一點，等長收縮效果將更好。

髖鉸鏈

　　在高反覆次數方面，盪壺與抓舉動作位於金字塔最頂端。若你技巧扎實，提高次數顯然有其價值。

蹲

　　除非你精通這方面動作，否則高反覆次數並不是好主意。若你有勇氣做五十下高腳杯深蹲，那就試試看吧。以防你太累，隔天別排太多行程。

負重提攜

基本上，當你增加重量時，維持一百二十秒負重提攜可能令你度日如年。

在嘗試高反覆次數前，請先確認動作到位。

對多數人而言，重量經常是問題所在。我們對於人類的刻板印象是：男性通常舉太重，女性舉太輕。達到人體基礎動作的標準（重量）是一個不錯目標，但訓練重點有時應放在動作品質上。老實說，增加重量並不容易。

我的理論是，若你的動作漂亮、優雅且流暢，且反覆次數與組數落在正確範圍，那你可透過下列方法判斷重量是否合適。

- 若重量正確，你可以做到規畫的反覆次數與組數。
- 若做不到，那就是重量太重。請調整。
- 若次數與組數過於輕鬆，那就是重量太輕。請調整。

你可能需要經常調整重量。我發現過度訓練的徵兆之一在於，明明重量合理，我卻開始感到吃力。這個道理很簡單，卻被許多人忽視。

第二十四章

運用模式化與蝕刻設計課表
—— 四個組合

如前所述，依照受歡迎的程度，五大人體基礎動作順序為 ——

- 推
- 拉
- 髖鉸鏈
- 蹲
- 負重提攜

但從影響（改變遊戲規則的能力）的角度來看，我們應該顛倒順序 ——

- 負重提攜
- 蹲
- 髖鉸鏈
- 拉
- 推

當這五個動作運用至「代謝體能」（metabolic conditioning）訓練時，它們便會產生有趣的關係。大約

在七〇年代晚期或八〇年代早期時，我透過艾靈頓‧達登（Ellington Darden）的著作首次聽到這個詞彙。

　　基本上，代謝體能指的是轉換動作時產生的奇特感受，例如從深蹲換到引體向上。即便運動員的心率處於合理範圍（心血管狀態調節）並動用新的肌群，因此肌耐力不成問題，但他們仍未做好迎接挑戰的準備。

　　別亂做代謝體能訓練，但它確實有其價值。它能激發潛能，但也會帶來各式問題，輕者像是動作品質不佳造成關節問題，重者像是部分醫療院所常見的嚴重傷病。

　　最重要的是，當你從事代謝體能訓練時，不能隨便將動作混在一塊。模式化動作是不錯的選擇，出錯機率極低，因為這類動作通常是等長收縮，沒有動作產生。

　　模式化與蝕刻搭配良好，但並非所有動作都如此！你當然可以隨意配對，但多數人適合以下四種組合。

組合一

負重提攜（模式化）＋蹲（蝕刻）

　　幾年前，我發現這個我稱之為「老鷹」的組合。我當時任教學校的吉祥物就是翱翔的老鷹，所以我自然地想到這個稱號。我將負重提攜最簡單形式（模式化的農夫走路）與最

基本的深蹲（蝕刻的雙壺前蹲）結合在一起。

　　雖然我說「簡單」，但它的負荷量其實很大。簡言之，運動員用雙壺鈴做八下前蹲舉，接著下放重量於身體兩側並農夫走路二十公尺，重複這個組合直到完成八個循環。

　　無法做完是常見的事。

　　這個組合擁有一些大家不知道的好處。運動員手持兩個壺鈴，永遠無法放下。雙手施展的握力、與壺鈴搏鬥過程與提攜的重量，都能提高對於身體代謝系統的衝擊。感謝老鷹讓我想到這麼理想的組合。

　　選擇動作沒什麼特別之處，只要將負重提攜（模式化）與深蹲（蝕刻）搭配即可。光從這兩個壺鈴來看，便可知道此訓練絕不輕鬆。

組合二

蹲（模式化）＋髖鉸鏈（蝕刻）

　　下一個組合是將深蹲（模式化）與髖鉸鏈（蝕刻）動作結合，也就是高腳杯深蹲搭配保加利亞負重牛角包擺盪。這個單壺鈴訓練能讓你火力全開。次數不必太多，安排也不必太複雜，直接嘗試即可。

　　事實上，瘦臀奇招4000（ButtBurner 4000）也使用此組

合，而這是我認為最棒的訓練。

瘦臀奇招4000

　　拿起一顆壺鈴或啞鈴，重量介於25～60磅之間。請選擇輕一點的重量。現在先做一下高腳杯深蹲，然後做一下牛角包擺盪。接著各做兩下，然後各做三下。

　　整個訓練就像這樣 ——

　　　　一下高腳杯深蹲＋一下保加利亞牛角包擺盪

　　　　二下高腳杯深蹲＋二下保加利亞牛角包擺盪

　　　　接著三下、四下……，以此類推直到十下

　　　　（如果做得到的話）

　　若你能做到五下，那兩項動作將各為十五下。若做到十下，那兩項動作將分別為五十五下，而你可能喘不過氣來。你必須慢慢地提高次數，這點應該不難理解。此組合可以讓整個下半身燃燒起來，並幫助你建立好髖鉸鏈與深蹲的動作模式。

　　多數受訓者常犯的錯在於他們急著進階至複雜動作（比較有趣），但真正高手具備足夠勇氣，懂得先精通模式，再慢慢提升難度。

　　簡單模式化動作也可以做到很累。不妨嘗試一下瘦臀奇招4000，體驗簡單、艱苦訓練帶來的好處。

組合三

髖鉸鏈（模式化）＋拉（蝕刻）

　　這個動作徹底改變我教導髖鉸鏈與划船（拉）的方式。靠牆羅馬尼亞硬舉（romanian deadlift）搭配划船能夠保護下背部（許多從事划船訓練的重訓者都有下背的問題，包括我在內），同時可以燃燒整個背部（從膝部下方一吋到脖子）。這涉及到很多肌群。

　　請確認膕繩肌全程獲得伸展，當重量「到頂」時，要暫停一下（擠壓它！）。這意味如果是槓鈴的話，當它碰到你的胸部時要暫停。若用的是壺鈴或啞鈴，那重量碰到腋窩時要維持一下姿勢。

組合四

拉（模式化）＋推（蝕刻）

　　接著來到第四個（也是最後一個）組合，這個動作結合拉的模式化動作（蝙蝠翼）與推的蝕刻動作（臥推或伏地挺身）。這類似於古典健美的超級組，但此組合可以完全保

護肩膀。許多受訓者通常做太多水平推，卻完全忽略掉水平拉，導致很多人有肩膀問題。

關於動作組合的想法

聰明的人看完這四個組合後會問「為何你不將棒式搭配推車？」這有點好笑，因為你在推汽車或雪橇時，最好是可以充分地平板支撐啦！

我最近建議工作坊一名學員，如果棒式要搭配推車，那一定要在上坡執行。他一開始聽不懂這個笑話，但我可以確定的是，當你做棒式時，會被滾下來的車子壓傷，而這可不是開玩笑的。

這四個組合本身就可以做成課表。

　　　　農夫走路＋雙壺前蹲舉
　　　　高腳杯深蹲＋保加利亞牛角包擺盪
　　　　羅馬尼亞硬舉＋划船
　　　　蝙蝠翼＋伏地挺身或其他推的動作

前兩個是我用過最棒的訓練組合。後兩個比較像是傳統健美動作，但非常適合菜鳥使用。

至於對稱動作能帶來代謝系統衝擊。維持對稱、平衡的姿勢似乎會對神經系統帶來挑戰。

下方訓練可以令你疲累 ──

> 提行李箱走路
>
> 侍者走路
>
> 單腳蹲
>
> 提行李箱髖鉸鏈（提行李箱硬舉）
>
> 使用 TRX 單邊平板式划船
>
> 單手臥推
>
> 單手軍事推舉

我強烈建議對稱動作**不要**做到力竭，也不要與其他動作結合。除了安全考量外，也是為了避免反效果。疲累永遠不會是正解。

伏地挺身與壺鈴的絕妙搭配

混合彈震式與模式化、蝕刻與對稱動作屬於進階領域，唯一例外是伏地挺身（推的蝕刻）＋壺鈴（彈震式）。

喬許・希利斯利用此組合讓他的女性客戶獲得極大進

步。累人的基本訓練如下 ——

盪壺：十下	伏地挺身：五下
盪壺：十下	伏地挺身：四下
盪壺：十下	伏地挺身：三下
盪壺：十下	伏地挺身：兩下
盪壺：十下	伏地挺身：一下

　　兩個循環足以讓你在訓練期間精神一振。請上網站danjohn.net取得免費電子書《土狼點壺鈴俱樂部》（*Coyote Point Kettlebell Club*），裡面介紹許多盪壺與伏地挺身的搭配組合。

　　老實說，若想嘗試結合彈震式與其他動作，那你必須先對模式化、蝕刻、對稱與彈震式的**每一項**動作都具備極高的能力。你當然可以愈級打怪，在欠缺適當基礎下（尤其在對稱方面）嘗試彈震式訓練。但明知自己有許多對稱問題，卻將沉重的槓鈴高舉過頭，這絕對不是好主意。

　　這就像是藥物劑量。過量的維他命 A 會害死你，但你還是需要此營養素。在健身介入法裡，我要求你以最省力（而非最累人）的方式達成目標。

第二十五章

簡單肌力
—— 在公園板凳上幾個月

多年前，當我第一次遇到帕維爾時，他向我發起一項為期四十天的訓練挑戰。我完全遵照他的指示。

「在接下來的四十次訓練，選擇五個訓練動作。每次訓練都做它們。確認自己能做到每一下，不要有吃力的感覺。選擇你的能力範圍內較輕重量，每個動作每次訓練不要超過十下。這應該相當輕鬆。當你覺得重量太輕時，請增加負重。」

我一切都照他的指示做。在第二十二次訓練時，我在自家車庫健身房打破上斜臥推300磅的紀錄。在沒人見證情況下，我在冷死人的車庫裡上斜臥推315磅兩下。其他動作也表現絕佳，我感到十分驚訝，因為一切太容易了。

　　事實上，這實在過於容易，導致我必須動用數十頁篇幅解析，盡可能呈現它容易的本質！老實說，我愈嘗試簡化這個課表，部分人聽得愈模糊。

　　我並不全然相信自己是天才，但我能輕易遵守這些指示，一堆人卻無法辦到，除了我擁有高人一等的智商外，我想不出來其他理由。

　　或者，單純只是因為我能遵照指示。

　　有鑑於此，我下定決心創造「簡單肌力」計畫。我一開始並不想這麼做，但我對於再三解釋「三組三下，每次增加重量，意思就是字面上那樣」感到心累。這些挫折感令我想交代得更清楚。

進階重訓者的簡單肌力法

　　讓我們從沒做過任何負重提攜的進階重訓者開始。三週後，你將發現我所言無誤，也就是 ── 光農夫走路便能改變一切。

　　容我在開始前提醒幾個規則。

永遠不要漏掉任何一下！

　　進階重訓者應選擇合適訓練動作並遵循十下法則（詳見第二十三章）。如果你需要做模式化動作，那盡量做愈多下愈好，而半身性動作則適合十五～二十五下規則（詳見第二十三章）。

進階暖身

　　五～二十五下高腳杯深蹲

　　七十五下盪壺 —— 每組十～二十五下；確實蝕刻這個髖鉸鏈動作

　　一～五下土耳其起立 —— 半程土耳其起立也可，或是一些轉身訓練。

第一週

訓練細節（日期、訓練順序、組數與次數）解釋如下：

週一 （第一次訓練）	週二（2）	週三（3）	週五（4）	週六（5）
兩組×五下	兩組×五下	五下－三下－兩下	兩組×五下	兩組×五下

第二週

週一（6）	週二（7）	週三（8）	週五（9）	週六（10）
兩組×五下	六組×一下	一組×十下	兩組×五下	五下－三下－兩下

以上訓練的動作選擇 ——

推

　　每兩週改變一次動作 —— 動作不同,其餘相同。在兩週訓練後,臥推、上斜臥推與軍事推舉可以交替著做。

拉

　　可用蝙蝠翼搭配推動作,每次訓練時等長收縮維持約十秒。部分人可以跳過這些訓練,改做盪壺或奧舉變化式等其他動作。

髖鉸鏈

　　依照需求不同,你有兩個選擇。你可以挑選一個硬舉變化動作(例如粗槓硬舉、抓舉握姿硬舉、上膊握姿硬舉、傳統硬舉、馬鞍式硬舉或機器斜蹲),每兩週輪替一次。或是,你也可以盪壺七十五～一百下。

　　這兩個選項通常也能兼顧拉的需求。

蹲

　　同樣地,每兩週換一次動作,選項包括前蹲舉、背蹲舉、過頭蹲、澤奇蹲或安全槓深蹲。

負重提攜

　　每次距離都做調整，可以的話，也可增加重量。

重要提醒

　　不一定要照這個順序（從推至負重提攜）。部分進階重訓者仍需要做矯正訓練，同時留意並改善部分落後動作。

　　詳見第十八章：你願意改正自己的問題嗎？

訓練細節

兩組 × 五下

　　做起來應該輕鬆愜意，像是你平常訓練的第二或第三組暖身舉重。重點（祕密）在於做起來感覺容易。

五下－三下－兩下

　　用兩組 × 五下的重量做五下；增加重量做三下；然後再穩穩地做完兩下。一定要做到兩下！

六組 × 一下

　　我不在乎你如何做到，但每一次都要增加重量。不要漏掉任何一下！

一組 × 十下

在做完六下的隔天，用非常輕的重量做十下。

進階重訓者的課表範例

第一週

週一，第一天 ——

上斜臥推：165磅五下，165磅五下（最大重量300磅）
粗槓硬舉：185磅五下，185磅五下（最大重量265磅）

這些是進階重訓者拉與髖鉸鏈的動作。

前蹲舉：185磅五下，185磅五下（最大重量405磅）
農夫走路：兩手各提105磅重量，行走一百公尺，然後回
　　　　　來（停三次）。

第二天增加或減少重量皆可，看你心情與感受而定。重要的是準時現身、持續做下去。若第一天太辛苦影響到隔天狀態，那就減輕重量，在不妨礙速度的前提下持續累積動作次數。

第三天從兩組五下的重量開始，先做五下，然後增加重量做三下，最後再增加重量做兩下。切記一定要做到兩下！

多數執行簡單肌力課表的人會發現，這個訓練非常考驗人心。你覺得重的重量很快會變輕，這是一件好事，但停在這裡就好。請記著，這是長期讓你變壯的方法，不要一直挑戰最大重量。把你的最大努力保留到……呃，永遠不要用到。

第四與第五天最令人感到困惑。同樣地，槓鈴重量取決於你的感受。若覺得重量很輕、很容易，那就增加重量。

我再說一次，祕密在於此課表目標是在輕鬆日慢慢地提升你的努力（重量），所以你會覺得槓鈴愈來愈輕。若你一開始舉重205磅，過了幾週後，你用同樣努力程度與速度卻能舉起245磅，**你變得愈來愈壯**。

經過一天休息後，你會覺得第六天很輕鬆，本該如此。請繼續累積動作次數。

第二週

第七天有個簡單規則：做六下，**每一下**都增加重量，5磅或50磅都可，取決你做每一下時的感受。**並不是**用最大努力做一組六下，而是做六組一下。若你覺得有點重，那就加5磅就好。如果覺得很輕，就多加點重量。

若你習慣將每次訓練都當成最後一次使勁地做，那你肯

定對於第七天訓練非常困惑。我們的目標是依照你的感受去調整重量。如果你覺得有點太輕，那就加些槓片。如果不是的話，那今天就維持現狀，日後變壯的機會還有很多。

第八天是恢復日（tonic day），我們用「滋補劑」這個詞彙來命名，因為兩者都有恢復精力的功用。請減輕重量，享受這十下。它可以是你最大重量的40％或更低，在經歷昨日辛苦訓練後，請用這些動作來放鬆一下。

第九天通常是大家體會課表背後原理的時刻，因為這一天的重量似乎太過容易，而這正是你進步的跡象。我清楚記得當槓鈴變得過輕時，我還以為是加錯槓片、再三確認自己沒有算錯重量。

第十天則是大家偶爾可以測試一下實力的日子，只要你覺得狀態不錯的話。同樣地，不要漏掉任何一下！

我再提醒一次 ——

你不必每兩週或每次訓練時都增加重量，真的不用。

重點在於持續做下去並相信過程。

第三週

選項一

　　帕維爾設計的原始課表是重複第一週與第二週，再重複三次。哦，它的成效驚人。到第五週時，我已變身舉重機器人，打破生涯多項紀錄，包括我的上斜臥推最大重量提高15磅，還做了兩下（不是一下喔），而粗槓硬舉紀錄也從265磅升至315磅，真的進步很大。

　　第一個選項是照著帕維爾課表走，繼續做下去。

選項二

　　我喜歡這個選項，它適合多數運動員。你對於動作做一些小小調整，例如臥推改成上斜臥推，粗槓硬舉換成抓舉握姿硬舉，前蹲舉改成背蹲舉等。這就是帕維爾口中「相同但不一樣」的方法。這些細微調整能讓你維持八週訓練熱情。

選項三

　　我旗下有些運動員選擇這個選項，而我相信（或說「希望」）這更適合追求速度與爆發力的運動員。它將是一週減量週，且充滿更多對於心肺能力的挑戰。

第一天

借力推或借力挺

　　十下法則 —— 五組兩下，每一組都增加重量，這是個不錯的訓練。

李維諾夫訓練法

　　在做完髖鉸鏈或深蹲動作後，請立刻跑步衝刺或拖拉雪橇。這在健身房裡可能執行困難，但在戶外只要一顆壺鈴與斜坡就可輕鬆辦到。

第二天

僅用左手！

侍者走路

提行李箱走路

單腳蹲 —— 最好搭配壺鈴

提行李箱髖鉸鏈 —— 硬舉

使用TRX或類似裝備單手划船

單手臥推

單手軍事推舉

次數、組數、重量、時間與其他因素，一切視情況而

定！

安排重點在於強化肌肉穩定、對稱與動作品質。這些動作對心肺能力將帶來衝擊，你流的汗會遠超出你的預期。

舉例來說，這在公園（順帶一提，這很棒的）用一顆壺鈴便能完成，你可以挑戰訓練各個面向、獲得一場好的鍛鍊，同時學習掌握身體姿勢與平衡。

單邊訓練也能讓你稍微放開心胸。未來幾天的訓練已排定，你不妨趁現在嘗試一下新的挑戰，遊走在緊張與放鬆的邊緣。

第三天

借力推或借力挺

十下法則 —— 五組兩下，每一組都增加重量，這是個不錯的訓練。

李維諾夫訓練法

與第一天相同，在做完髖鉸鏈或深蹲動作後，請立刻跑步衝刺或拖拉雪橇。在健身房或戶外環境皆可，當然戶外是首選。

第四天

僅用右手！

侍者走路

提行李箱走路

單腳蹲 —— 最好搭配壺鈴

提行李箱髖鉸鏈 —— 硬舉

使用 TRX 或類似裝備單手划船

單手臥推

單手軍事推舉

第四週

第四週開始時，你將混合著做基礎動作（推、拉、髖鉸鏈、蹲與負重提攜）的變化動作，並使用與第一、二週相同次數與組數。

第一週與第二週訓練共重複四次，選項三是十二週課表。

在完成這個課表後，請完整地評估你的活動、基本肌力水平，並衡量此課表是否幫助你達成目標。我建議你也可以做功能性動作檢測與抽血，如果不會太麻煩，費用也不是問

題的話。

全力以赴：在巴士板凳上數週

現在，讓我們回應你對於這個課表的其他疑問。是的，你可以全年大部分時間僅用五個動作重複訓練，然後三個選項略作調整。我建議你一年最多可以十個月都這麼做。

讓我們先討論這個範例：**在一年時間內，十個月執行簡單肌力課表，兩個月做巴士板凳訓練。**

我認為這非常適合象限三的所有人，包括嘗試減肥的老奶奶與菁英投擲選手等。是的，這也包括你在內。如果你不確定自己象限位置的話，請翻到第八章複習一下。

在巴士板凳訓練的兩個月，你必須提高訓練強度。這是為比基尼身材奮戰的時刻，整個課表盡是扎實艱苦的重訓項目。身材瘦小的投擲者請參考《增肌很容易》（此書也適合瘦弱的美式足球員）。其他投擲者或許可以執行兩輪「大21課表」（Big 21），這足以改變人生，詳見《傳奇教練丹約翰的肌力體能訓練金律》或 danjohn.net 網站上我寫的文章。

多數人的問題在於，我們總認為隨時隨地都要猛踩油門、全力加速才算是訓練。我教過許多選手（肯定好幾千人），我們在訓練營一天訓練四次。我們備好飯菜（吃到

飽），多數人將冰箱塞滿食物與飲料。我每次這樣做時，總有人會問 —— **全年都這樣訓練不是很好嗎？**

答案是否定的。

遺憾的是，我過去卻舉手贊成！

這些訓練營令我們提升訓練強度、磨練技巧並擴展人生。但我們之後各自回家，卻用這種新觀念從事我們平常訓練。我過去曾告訴這些學生（我非常後悔），在家也要像訓練營一樣訓練。現在，我會建議他們稍微休息一下，用訓練日誌來梳理這段經驗。

之後，請適應並長大。

請買個行事曆，一眼可看到十二個月的那種，誠實地劃掉你忙碌的月分，這些是你無法全力訓練的時間。如果你是會計師，請劃掉三月與四月。如果你為人父母，那感恩節到新年恐怕行程滿滿。對運動員來說，賽季高峰**不適合**提高訓練強度。正如俗語所說，我們只能「盡人事，聽天命」（或許你還可以想到更多形容的話）。

我們的觀念根深柢固，如果沒有每場訓練都使勁全力，我們會有罪惡感。但這絕不是身體運作的方式。我們有時必須提高強度，這點毫無疑問！但隨時隨地全力以赴，只會讓我們加速耗竭。挑選空閒的幾個禮拜或幾個月，真正地強化

訓練，但必要時也要懂得放鬆。

　　或者，何不事先規畫呢？我認為這是更好的方法。成功的課表必定包括減量週。簡單肌力課表減量的方式包括採取「選項三」的有趣訓練，以及你自己在健身房輕鬆訓練等。

　　對於有些人（包括我在內）來說，「輕鬆日」其實很痛苦。我必須遠離健身房那群熱愛激勵的夥伴、逃避「再來一下」的樂趣，否則我會盲目、愚蠢地從事艱苦訓練，不論課表安排多高明都沒用。請預做安排規畫。動動腦筋，找出那些不能或不該把自己逼到極限的時間。你還是需要訓練並注意飲食攝取，但可以利用這段時間維持多數訓練品質。

　　其他人告訴我，他們一年可執行四個月巴士板凳、鎖定目標的高強度訓練。我深表讚賞，但不妨嘗試以下方法 ──

- 兩個月的簡單肌力或其變化課表
- 一個月的「做這個！」巴士板凳課表

這對多數人很有效果。當你的簡單訓練週期接近尾聲，你會開始想做一些艱苦鍛鍊（或是你所定義的辛苦）。同樣地，當你每週負重深蹲一百多下的課表來到最後一週，你肯定也會欣然期待它的結束。

第二十六章

將健身介入法用於飲食與營養

　　在本書大半部分裡，我並未針對飲食與營養深入討論，但它們卻是健身介入法的重要支柱。我很清楚，身為讀者的你們知道什麼是正確做法，但「知道該吃什麼」與「實際上吃什麼」仍存在極大落差。

　　我大學時曾研究過英雄人物。我的第一個碩士學位，其中一部分就是探討《貝武夫》（*Beowulf*）。我知道許多讀者可能覺得這是一大折磨，但當時獲得的見解迄今仍然受用、持續推動我進步。

　　在《貝武夫》故事裡，戰士專注於現在，很少提及過去，他們目光短淺，總專注於下一場戰鬥。若戰士出征之前，一名豐腴女性建議他應該喝完肌酸、吃完五盎司雞肉與三顆堅果，我們的英雄絕對不會打斷她的發言。

相反地，國王說話充滿遠見。是的，就是那些充斥全書的枯燥言論，先是簡單回顧歷史、迅速總結現況，然後再展望未來。最好的範例就是《蓋茲堡演說》（*Gettysburg Address*），美國前總統林肯（Abe Lincoln）完美演繹這個模板。

「八十七年前……」（過去）、「我們正參與一場偉大內戰……」（現在）與「世人將不會注意，更不會永久記得我們此時此刻的話」（未來）。它不僅是最棒的英語詩歌，更提供了絕佳的致詞範本。

戰士活在當下。國王既回顧過往也展望未來，以評估下一步行動。

這也是我要面對的議題：我是一名教練。

我在開採逾四十年的豐富礦脈裡深深挖掘，等你準備好時，提供給你一些珍貴金子。我也知道你很快就會感激我，因為我是慢慢釋出寶藏的。正如俗話所說「當學生準備好了，老師就會出現。」

我並不是在說自己精通許多事物，但我在業界打滾那麼久，確實也累積不少智慧。

我在行走江湖時注意到，許多肌力體能教練看待飲食的方式就像戰士：手邊有什麼，我就吃什麼。我希望你能與食

物建立新的關係，也就是以《貝武夫》裡國王的眼光看待它們。

　　讓我們重新檢視自己與食物的關係。你必須了解到，我並不是在評判哪個方法比較好或壞，但這確實能幫助你釐清重點與目標。

　　首先，讓我們討論一下戰士飲食法。

　　快速飲食法就是此法的入門版。在接下來的幾週，你僅需要十四罐高蛋白、一個搖搖杯與一些營養補充劑，如此而已。當有人問「這樣吃好嗎？」你會回應「你沒看到我的腹肌嗎？！」

　　換言之，當你追求減脂目標時（我認為這是第二困難的事，僅次於增肌），**像戰士一樣**活在當下就是最佳方法。

　　今日，間歇性斷食（Intermittent fasting）等類似方法相當盛行，也就是長時間禁食搭配大量進食，以至於你聽到一天吃一餐應該也不會感到太驚訝。

　　大約五年前，我曾和軍事戰鬥營的人共事，他們幾乎所有人都在執行間歇性斷食法。我們住的地方十分偏遠，晚餐休息時只找到一間速食餐廳，它的招牌人物是紅髮小丑裝扮的叔叔。戰鬥營的五個人整天沒吃東西，卻得辛苦工作逾十二小時。他們在速食店瘋狂點餐，這番景象值得拍成一部影

片。我很確定，店內的家長趕忙遮住小孩的眼睛，因為這群壯漢大快朵頤的畫面過於嚇人，他們吞下一個又一個漢堡。

其中一人向我解釋「我一天只能吃一餐；我一定得大吃。」

容我提醒一下，這些人滿身肌肉，體能狀況絕佳。此法可能嚇人卻很有用。

這就是戰士飲食法。

讓我們仔細分析一下──

在速食店進食或一天喝六份高蛋白奶昔，中間並未涉及太多烹調。說真的，若你想要仿效這類斷食計畫，那最好學會使用慢燉鍋或BBQ烤肉架。此外，這類迅速減脂計畫通常也不太能滿足你的味蕾需求。

這不是你媽會建議的飲食方式。

沒錯，絕對不是。戰士飲食法或許集結了許多媽媽不想要你做的事。但是，讓我們把話講清楚：對於減脂與短期目標而言，我認為戰士飲食法成效最好。想要肌肉發達、身材結實，重點不在於滿足味蕾、飽足或美食烹煮，而是將食物當成工具並持續忍受挨餓。

你可以在人生一小段時間這麼做，這就像是巴士板凳的飲食版本。而且，與巴士板凳訓練一樣，它們的成效更好！

至於其他或人生長期目標，我建議採用國王飲食法。

我有幾項建議供你參考。最近，我的著作《增肌很容易》裡有一句名言廣為流傳，有些人將它列在臉書狀態欄裡，也有部落客討論飲食時以此話作結。我將自己對於飲食、營養與補充劑的看法，歸結為以下這句話 ——

像大人一樣飲食。

你真的不知道該吃些什麼嗎？給你一個建議：像大人一樣飲食。不要再吃速食與小孩營養麥片；遇到事情不順遂時，不要尋求甜點或安慰食物的慰藉；少吃一些點心（不要假裝你不懂），多吃蔬菜與水果。

說真的，這能有多難？停止抱怨與藉口。舉止請像大人，不要照廣告推薦吃東西。長大吧你！

我和大家一樣清楚，我們與食物存在情感連結。在婚禮上別問我喝了幾杯，因為我還在努力回想雞舞的最後一部分。在葬禮上（特別是與我親近的人告別式），我可能縱容自己多吃幾片蛋糕，我才不要對於這些碳水化合物選擇感到罪惡。

事實上，在實施快速飲食法時，我在首頓正餐結束之際忍不住淚流。你們可能已經忘記了：快速飲食法指的是一天喝六份高蛋白。就這樣！除了一週一頓正餐外，其他什麼都

不能吃。

　　猶記得那天是禮拜六，我大口吞下一塊丁骨牛排、幾顆雞蛋、幾片吐司與帶有甜味的蘇格蘭威士忌。我太太好奇發生什麼事，我回應說道，「氣死我了！」一想到七天後才能進食，令我不禁潸然淚下。

　　我明白的。

　　我明白，不論你在小學時幹了什麼事，你都值得分到一顆糖果，因為你是最特別的。這讓我想起一流大學對他們學生說的話，「看看你的右邊，再看看左邊，你周遭所有人高中時都是資優生，甚至擔任過班長或畢業生代表，你得接受這個事實。」

　　並不是每次你獲得一點成就時，就可以喝好幾輪啤酒、吃甜甜圈慶祝，並與所有人擊掌喝采。我非常欣賞貝瑞‧桑德斯（Barry Sanders）等偉大運動員的表現，他們達陣、射門或得分後依然如故、繼續前進。這是你的任務，請撐過去！

　　如果增肌是你的長期目標，那你必須停止情緒性進食的惡性循環。若是你有這類困擾或暴食、厭食問題，請尋求專業的協助，這已超出我的能力範圍。但正如國王飲食法的原則 ——

過去糾纏你的惡魔，
會影響你今日樣貌。

我總是覺得愈大愈好。更大的重量、更高訓練量、更多的食物。

親愛的朋友，我快要趕上你囉。我必須提醒自己不再是瘦弱孩童，並重新調整飲食與訓練，以符合如今中年男子的身分。

那我能幫上什麼忙呢？

首先，你對食物抱持什麼樣的信念？我是說真的，你對於採購、烹調與包裝食品有何看法？

愛琳・詹姆絲（Elaine St. James）憑藉「簡單生活」概念開創一個新產業。在她的多本著作裡，我最愛的是《生活簡單就是享受》（*Simplify Your Life*）。她對於健康的首要論點是簡化飲食習慣。她和丈夫決定簡化生活，他們發現簡化後的餐點更健康。

她遵循兩大原則。首先是不吃垃圾食物，這點毫無意外。她也提供幾項建議，像是外出時與他人共享餐點。

其次，他們追求更少熱量、脂肪與膽固醇。此外，她選擇以喝水取代其他廉價的卡路里飲料。

　　詹姆絲發現在追求簡單飲食與減少亨煮時間的過程中，她與老公的外貌愈來愈好。

　　若你覺得前幾段的內容非常可怕，與你的信念、想法背道而馳，那你可能仍處於戰士階段。但你遲早得調整自己並找到長期目標。

　　多數人知道該吃些什麼。詹姆絲的想法仍屬於正常範圍，並未涉及到HCG減肥法、嘗試不明草藥或所有食物都要秤量的行徑。

　　國王飲食法的第一步是建立長期目標。我們都知道，蔬菜、精瘦蛋白質（lean protein）與水是最棒的選擇，今後每一餐最好都這樣吃。若你大部分時間都照這樣吃，那也是不錯的。

　　你非常清楚這些道理。

　　第二步是找到自己與食物關係（非常個人，或許有些怪異）的平衡點。

　　在食物這方面，多數人都會遭遇「過猶不及」的問題，這就好比槓鈴的形狀一樣，兩端高、中間低。容我解釋一下，如果我告訴你，今後只能吃你最愛的蔬菜湯與沙拉，那你會找出十幾個藉口不這麼做。

　　相反地，若我要求你都不能吃某項食物（假如是胡蘿蔔

好了），那你可能會和我大吵一架，理由是你此生少不了胡
蘿蔔。即便你過去二十年來從沒吃過胡蘿蔔，你還是放棄不
了它。這兩者都過於極端，以至於我們回到中間區域的零食
選擇，像是薯條、碳酸飲料、麵包與玉米片等零食，最後導
致我們一定程度地發胖。

回到國王飲食法，第一步是開始建立你對飲食的長期看
法。第二步是體認到多數人身為雜食性動物的事實，我們在
食物選擇取捨上多少會碰到困難。

國王飲食法第三個重點是烹調。有趣的是，我遇過很
多讀者（真的很多），其中許多人從未下廚過（這沒有對
錯），因為料理工作都交給媽媽做。

他們告訴我，他們全然接納戰士飲食法。他們可能沒有
說謊，但如同你經常大喊的 ——「媽，今天沒有肉餅嗎？」
換言之，你必須重新看待你與食物的關係。

在肌力體能界，許多大力士本身也是厲害的廚師。
健力界的兩大傳奇柯克・卡沃斯基（Kirk Karwoski）與艾
德・寇恩（Ed Coan），他們的教練馬蒂・加拉格爾（Marty
Gallagher）便相當擅長料理。我並不是BBQ的專家，但我
要說的是：吃下大量妥善料理的肋排、雞肉、牛肉與豬肉，
可以幫助你塊頭變大、更加強壯。

想吃得像國王一樣，那採購食物也得與國王相似。許多減脂專家建議，一週最好兩天（例如週日與週三）跳過訓練，把時間用於採購與料理餐點。

這就是國王飲食法。它的減脂成效絕佳，而且讓你不復胖。

當然，採用戰士飲食法也沒錯，偶一為之的話。如同巴士板凳訓練一樣，你必須將其融入生活並維持平衡。

但長遠來看，我建議你學習與食物建立某種關係，讓你可以妥善地規畫、準備並攝取食物，達到飽足、健康與營養的長期目標。至於如何辦到，或許你已經知道答案。

沒錯，那就是：**像大人一樣飲食。**

第二十七章

飲食與運動的象限

　　許多人展開改變一生的計畫時，他們展現的自律精神與自由意志經常令我感到驚訝。當然，這僅維持約一天。多年前，我寫了一篇關於飲食的文章，內容提到我在短期內執行的方法，有個人在他的部落格上向所有讀者發起挑戰，要大家和他一起仿效我的做法。

　　他隔天就宣告放棄。多數人情況也好不到哪去。背後的問題在於，大家經常有一股腦兒的衝動，「決定」加入戰士飲食法（如兩週卡宴辣椒肝膽排毒法〔Cayenne Pepper Liver Cleanse〕）搭配巴士板凳訓練的行列。你應該很慶幸自己讀過先前章節，因此懂得前面那句話的意思！

　　讓我們看看由飲食與運動搭配而成的四個象限。我喜歡以象限方式呈現選項，但連續光譜仍是我的最愛。

	公園板凳訓練	巴士板凳訓練
戰士飲食法	極限飲食 合理訓練	極限飲食 極限訓練
國王飲食法	合理飲食 合理訓練	合理飲食 極限訓練

　　我使用「合理」與「極限」這兩個形容詞（還沒想到更好的），以方便你們理解我的論點。我覺得我在解釋時，可能得不斷揮動雙手、重複說「你知道的」。但正如你所知道的，所謂「合理」意指可反覆執行且值得信賴。

　　「極限」則是那些會讓你在半夜驚醒的飲食或運動。

　　我建議你人生多數時刻採取合理飲食與訓練，這點應該不會令你感到意外。此規則可以運作良好，如果我們都是機器人的話。

　　你知道的……如同我反覆提醒的，你「實際上吃些什麼」與理想世界裡的「應該吃些什麼」存在落差。《愛麗絲夢遊仙境》裡的紅皇后顯然反對這種做法。我猜測，信奉她偉大信念的人，大半也不會同意我的觀點。

　　「在我們的國家，」還在喘氣的愛麗絲說道，「如果

你拚命地跑上一段時間，通常會到達其他地方。」

　　「真是慢吞吞的國家！」紅皇后表示。「在這裡，你必須傾盡全力跑才能留在原地。若想到另一個地方，那你必須跑得比剛剛快上一倍！」

　　健身界多數人偏好戰士飲食法與巴士板凳訓練。老實說，很少人可以維持如此高的動機，蠟燭兩頭燒並非易事。紅皇后樂見你愈跑愈快但哪都去不了，仔細想想，這不就是跑步機與健身腳踏車在做的事嗎。我在《傳奇教練丹約翰的肌力體能訓練金律》裡曾詳細討論過這個議題 —— 我們很少人有如此多的自由意志、時間與機會，能同時執行極限飲食與艱難訓練。

　　當然，**你**絕對是例外，我經常聽大家如此說。一名醉漢曾對我說「我律己甚嚴」，雙手還抱著大量食物與酒精。這個人並不是鏡子裡的我。

　　我看過許多人執行極限飲食與合理訓練。我自己也曾這麼做，搭配的飲食法五花八門，像是阿特金斯與F計畫等。這種做法特別適合於節日或假期後收心。網路上有各種節食計畫可供參考，依天數可分為三天、十二天與兩週等，且每天不斷推陳出新。你可能覺得有點奇怪、違背本書先前的論

調，但當有人宣告自己要執行「三天瘋狂節食計畫」時，我是舉雙手贊成的。

有時，這些小小嘗試能讓人重回正軌。忍耐幾天少吃點，就可迅速減重五～七磅，這樣的回報很不錯。但這並不是一種生活方式，儘管許多宗教都存在年度齋戒的傳統。它的成效僅能維持一陣子。

合理飲食搭配極限訓練，對於運動員來說早已司空見慣。每年總有一段時間，我們必須執行「大躍進」（The Big Push）計畫。這是全體動員的時刻，我們必須逼出潛能應戰。進入加速期前，身體最好處於合理狀態，但很多人忽略這一點。大部分時間維持良好狀態，勝過在完美的危險邊緣徘徊。

如同瑞芙坎德提醒我們的，「高峰後的第一步是懸崖」。這些狠話值得我們深思，特別是你決定展開艱苦訓練搭配每天僅攝取五百大卡熱量時。你絕對辦得到，但你應該這麼做嗎？正如電影《侏羅紀公園》臺詞所說，你能做到某事，不代表你應該如此做。

健身介入法工具箱的每一個問題，目的都在讓你思考如何以合理、適當的方式執行訓練並顧及後續飲食。這十個問題圍繞一個基本重點：**這一切都關於你。**

　　我希望你思考並處理在人際關係、社群參與以及充實生活上的議題。

　　不久前，我在客廳捍衛自己關於擴展人生的想法，也就是工具箱第三個問題。

　　「沒用的；你的意思是我必須挪出更多時間！」

　　接下來的討論凸顯多數飲食與運動計畫的問題 —— 我的朋友一天待在健身房長達三個小時！問題在於，在這三小時裡，他大部分時間都用在滾筒放鬆，做幾十組矯正訓練與動態伸展，然後坐上跑步機進行有氧訓練。換言之，他待在健身房什麼事都做了，就是沒做到重要的事。

　　我介紹他去戴夫・特納的大力士槓鈴俱樂部。一早十點鐘，我們開始做開合跳與戴夫設計的長時間迅速暖身循環。接著，我們拿起木棍做一些重訓基礎動作。隨後在戴夫的監視下，我們用槓鈴做了二十六組訓練。最後，我們放下設備並聚集在一起，高呼俱樂部口號後走出大門。

　　這些全在一小時內完成。我這位朋友隔天行走困難，他告訴我，這個新課表可以讓他擁有更多與親朋好友相聚的時間。合理並不代表輕鬆。

　　正如約翰・鮑威爾常說的：「簡單不代表容易。」

　　從字面上看，**合理**是如此合理。但在實務上，它經常是

我們做過最難的事。

　　如果我已經成功說服你，合理飲食與訓練勝過於幾天或幾週的瘋狂，那你肯定可以走得更遠。我已盡力為你展示達到健康、強壯與長壽目標的謹慎方法，其餘的要靠你自己。

　　喜劇演員傑瑞・史菲德（Jerry Seinfeld）說得最好 ──

　　　　「現在壓力在你身上。這本書充滿有趣的點子，但你必須決定呈現方式。因此當你閱讀時，請切記：時機、轉折與態度。這就是喜劇，我的任務已結束，如何展現取於你。」──傑瑞・史菲德，《他的語言》（*SeinLanguage*）

　　現在壓力在你身上，如何表現看你自己。

史蒂夫教練的案例四

我希望你堅持健身介入法的時間夠久，足以讓你親眼見證成效：它是如此地簡單，彷彿作弊，客戶可能會有這種感覺。你的客戶將質疑這套系統的成效，因為它一點都不難。但若是身為教練的你可以具備足夠耐心幫助客戶找到成功的方法，讓他們擁有持續美好與優雅的勇氣，那你已給予他們健身介入法中的一切工具，而他們回顧過往時，可能好奇自己當初怎會迷路。

她讓一切看似如此簡單。或許她有打類固醇之類的，但她又不是特別壯碩。我不知道，她看起來就是有在練。但我從沒看過她在健身房待超過十五分鐘。她就是拿起壺鈴之類的器材，讓它們在兩腿間擺盪，用它們深蹲個幾下，再把它們像健力選手做的那樣高舉過頭。我真的不懂；她的方法根本不對。我在這臺該死滑步機上不知待了多久，而她甚至連一滴汗都沒流！肯定是基因在搞鬼，她一定是吃不胖的體質。

「其實我胖過。」

「那妳的祕訣是什麼？我一直減重失敗。」

「沒什麼祕訣。就是做自己能做的，努力動起來、

一點一點變壯。」

「是這些壺鈴的緣故嗎？它們的成效比滑步機好？我也有上戰鬥營課程。」

「嗯…，我想，這取決你想達到什麼目標。」

「我想要減重。我是不是該試試看壺鈴？」

「如果妳想的話就做。但我真的是隨便挑一項東西然後堅持下去。我努力讓自己更擅長這項運動，但我不會任由它主宰我的生活。」

「這聽起來太簡單了吧。」

「這不簡單，堅持才是最難的事。」

「它的成效比滑步機好嗎？」

「我不知道；我只知道，對我來說，變壯的效果更好。」

「我剛開始時體重迅速下滑，但現在很少瘦超過一磅。」

「沒錯，我也是這樣，一切進展得很慢。一開始當然慢，但當我動作效率提高並維持合理訓練時，我發現這樣更容易持續下去。緩慢沒有我們想得那麼糟。我就是持續前進，**讓**一切自然發生。」

「這樣要多久時間？」

「其實我沒在記時間。我是有一天突然發現『噢，我好像抵達目的地了。』」

「什麼目的？」

「你懂的，現在就是我想要的狀態。我滿意自己現在的樣子。」

「你有認識任何教練，可以幫助我達到這樣的目標嗎？」

第二十八章

總結想法

　　我不知道為何大家覺得瘋狂才能取得進步，但每當有人了解到「合理必能戰勝瘋狂」時，我心中備感安慰。為了壓抑興奮之情，我在健身介入法工作坊時，以這些電影爆雷作為開場。

　　《大國民》主角的遺言「玫瑰花蕾」就寫在雪橇上。

　　《星際大戰》的路克是達斯維達的兒子。

　　哈利波特殺了佛地魔。

　　《魔戒》裡的佛羅多活了下來。

　　合理戰勝瘋狂。

　　若你被雷到的話，我向你道歉。但我要說的是，終生合

理訓練加上強度提升與技術精通，終究能夠戰勝一時瘋狂。

當我提出五大原則時，它們看起來如此簡單。它們確實簡單，我有時甚至覺得必須搭配圖表、數據與冗長解釋，好說明這些真相。

但現在，我只按照原先規畫做 ——

- 提出十個問題。
- 傾聽答案。
- 執行原則。

結果將證明一切。

清楚你自己的目標，了解前進方向，堅守基本原則，成功自然會來到。